L'ESSENTIEL DE LA RECHERCHE QUALITATIVE

Thérèse MAMBU NYANGI MONDO

L'ESSENTIEL DE LA RECHERCHE QUALITATIVE

Préface du Pr Jean-Marie KAYEMBE NTUMBA

L'Harmattan

5-7, rue de l'École-Polytechnique ; 75005 Paris

www.editions-harmattan.fr

ISBN : 978-2-336-54216-4
EAN : 9782336542164

Remerciements

Avant toute chose, nous remercions l'Éternel, notre Dieu, pour le souffle de vie et pour avoir permis que nous atteignions ce niveau d'écriture et d'élévation scientifique.

Nous remercions sincèrement notre famille et particulièrement Alain-René MONDO KABU DIETO mon époux, pour ses encouragements et pour toutes les privations dues aux longues heures d'écriture de cet ouvrage aussi à mon fils Joël MONDO NDAKA.

Nous exprimons notre reconnaissance à de nombreux collègues pour leurs encouragements à la production et à la publication de cet ouvrage, et particulièrement Tjard de COOK BUNING, Marjolaine DIELMAN, Éric MAFUTA MUSALU et Isabelle AUJOULAT pour leur partage d'idées sur la recherche qualitative.
Plusieurs de nos apprenants nous ont donné quelques orientations en répondant à nos questionnements sur leurs travaux dirigés et leurs travaux pratiques. Nous remercions particulièrement Yannick MUSAWU KABADI pour sa disponibilité remarquable ayant prêté mains fortes à la mise en page de notre manuscrit, pour la recherche des références bibliographiques appropriées aux chapitres de ce livre permettant ainsi une collaboration dynamique aboutissant à l'élaboration de ce travail exigent.

La technologie informatique ayant beaucoup progressé ces dernières années, nous remercions l'outil de l'Intelligence Artificielle (IA) GPT qui nous a aidé dans l'élaboration correcte des références bibliographiques et ses orientations sur le niveau de contribution des auteurs dans telle ou telle section de la Recherche Qualitative. Dans ce contexte, nous classons aussi l'outil correcteur d'orthographe, Language Tool qui nous a aidé à la correction de l'orthographe et à la formulation correcte de certaines phrases.

A vous tous, merci beaucoup.

Préface

La recherche qualitative est une méthodologie qui est au centre des sciences humaines, sociales et particulièrement de la santé publique. Elle permet de créer une approche unique permettant d'analyser en profondeur les expériences des phénomènes vécus par des individus et leurs significations, mais aussi les interactions échangées dans leur cadre communautaire. À l'opposé de l'approche quantitative qui se concentre sur les mesures chiffrées des variables, l'approche qualitative, quant à elle, privilégie une compréhension en profondeur des phénomènes dans leurs contextes naturels.

Ce livre s'adresse aux professeurs, aux chercheurs, aux doctorants voulant utiliser la recherche qualitative pour œuvrer dans les domaines de la santé publique, de l'anthropologie, de la sociologie, de la psychologie, de l'éducation, de l'histoire, de la culture et du marketing. À travers ses chapitres, l'auteure a voulu donner une vue de l'essentiel de ce que doit connaitre un chercheur qui veut œuvrer dans la recherche qualitative. Ainsi, elle a abordé plusieurs questions que se pose tout chercheur dans ce domaine comme la définition de la problématique, comme les stratégies pour augmenter la rigueur en recherche qualitative, comme la formulation des différentes questions de recherche, comme les différents types de données à collecter, comme les différentes techniques de collecte des données, pour aboutir à la question cruciale d'analyse des données qualitatives et la présentation de leurs résultats.

Pour l'auteure, l'idée de l'écriture de ce livre est née de son expérience personnelle en tant que formatrice en méthodes de recherche, dont la recherche qualitative. En effet, durant plusieurs années, elle a observé un besoin croissant de disposer des ouvrages sur la pédagogie et la pratique que doivent posséder les chercheurs en processus de recherche. Ainsi a-t-elle conçu un livre qui a pour vocation de combler cette lacune dans plusieurs domaines que cette méthodologie dessert.

En ma qualité de recteur de cette institution de recherche, je vous encourage à vous approprier les affirmations scientifiques développées dans cet ouvrage, qui, sûrement, vont vous accompagner dans vos nombreuses démarches de recherche. Je vous en souhaite une bonne lecture.

Professeur Jean-Marie KAYEMBE NTUMBA

Recteur de l'Université de Kinshasa

Introduction générale

Cet ouvrage porte sur l'essentiel de la recherche qualitative en santé publique, avec une ouverture à diverses disciplines dont l'anthropologie, la sociologie, la psychologie, l'éducation, l'histoire, la culture et marketing.

Certaines raisons ont motivé ces lignes. Aujourd'hui, un grand nombre des personnes œuvrant dans les domaines les plus diversifiés sont amenées à réaliser une recherche qualitative.

Comme objectif notamment, ce livre se propose d'atteindre un large éventail de lecteurs qui trouveront ici l'essentiel au sujet de la recherche qualitative. Il est vrai que nous portons une attention particulière dans le domaine de la santé publique qui est nôtre, mais ce livre est aussi adapté pour le champ de l'anthropologie, de la sociologie, de la psychologie, de l'éducation, de l'histoire, des études de cultures et du marketing. Les chercheurs, les apprenants en maitrise, les doctorants et les corps académiques trouveront dans cet ouvrage ce qui leur faut pour mener une recherche qualitative. En effet, dans ce monde scientifique où on recourt de plus en plus à la recherche qualitative pour porter des solutions aux problèmes de société, il est important que l'on propose aux chercheurs bien plus qu'aux lecteurs « ce qu'ils doivent retenir de cette science».

Ainsi, les objectifs de cet ouvrage sont de :

- préciser le concept de recherche qualitative pour approfondir tous ses contours ;
- décrire les techniques à utiliser pour collecter les données qualitatives ;
- décrire le processus pour analyser les données qualitatives ;

- pour enfin chercher à présenter les résultats d'une recherche qualitative.

Les questions ont mobilisé ces pages. En effet, Comment se présente la collecte des données qualitatives ? Que retenir de l'échantillonnage en recherche qualitative ? Comment analyser les données et quelle en sont les différentes approches ? Comment présenter les résultats en recherche qualitative ?

En guise d'hypothèse, la recherche qualitative n'est pas l'apanage de certaines disciplines exclusivement. Elle s'applique aussi en santé publique. En conséquence, lq la recherche qualitative repose sur la rigueur scientifique, la cohérence entre la stratégie de collecte des données, le choix théorique de l'échantillon, l'analyse descriptive et interprétative, et une présentation fidèle aux expériences des participants.

Comme limite notamment, la recherche qualitative est pluridisciplinaire. Elle s'appliqué donc à plusieurs sciences. Je me limite aux recherche en santé publique, mon domaine de formation. Je suis bien consciente que mes cogitations se vérifient aussi dans les autre recherches dans plusieurs disciplines. Aussi, je n'ai pas la prétention d'épuiser le débat sur cette question. Je souhaite les apports des autres pour enrichir ma réflexion.

Ma démarche est réflexive, critique, enrichie par l'expérience de l'enseignement et de la recherche. La participation des étudiants et des chercheurs lors des cours, les questions soulevées n'ont fait qu'affermir mes convictions.

Nos pages tournent autour des six chapitres. Le premier porte sur les généralités de la recherche qualitative : ses caractéristiques, ses différentes définitions, son utilité ou son intérêt, ses principes et ses procédures méthodologiques. Le deuxième a pour matrice la récolte des données en recherche qualitative. Le troisième porte sur l'échantillonnage en recherche qualitative. Le quatrième chapitre a pour objet l'analyse des données en recherche qualitative. Le cinquième parle des différentes approches en recherche qualitative. Le dernier traite de la manière de présenter les résultats en recherche qualitative.

Chapitre préliminaire : Généralités

Ce chapitre préliminaire a pour matrice les généralités. Il est organisé en sept points. Le premier a pour objet les caractéristiques et les définitions de la recherche qualitative. Le deuxième point a pour pierre de touche les types de questions de recherche en recherche qualitative. Le troisième tourne autour de l'utilité ou de l'intérêt de la recherche qualitative en santé publique et autres domaines des sciences humaines. Le quatrième point porte sur les principes de la recherche qualitative. Le cinquième décrit la procédure pour mener une recherche qualitative. Le sixième traite des types d'études en recherche qualitative et le septième souligne la rigueur en recherche qualitative

1. Les caractéristiques et les définitions de la recherche qualitative

11. Caractéristiques

À présent, il est reconnu que le but de la recherche qualitative est distinct et différent de celui de la recherche quantitative. La recherche qualitative est un ensemble des termes pour un groupe d'approches qui sont concernées par la compréhension d'expériences, des comportements, de la signification et de l'interprétation que les gens attachent à ces approches [1]. La recherche qualitative consiste le plus souvent à recueillir les données verbales, mais pas à les quantifier ou à les mesurer. Elle recourt parfois à des images ou des vidéos permettant une démarche interprétative [2].

En recherche qualitative, le chercheur est appelé à l'atteinte d'une compréhension holistique (systémique ou globale) du contexte de l'étude comprenant sa logique, ses arrangements ainsi que ses règles implicites et explicites. Cette méthodologie de travail l'amène à avoir un contact prolongé avec le terrain. Ce terrain reflète la vie des individus, des groupes, des sociétés et des organisations au quotidien. Ceci nous conduit à une démarche de compréhension des phénomènes plus que des preuves [3]. C'est pourquoi dans la RQ, la collecte et l'analyse de données se font par des chercheurs qualifiés et n'est presque pas délégable. Ceci entraine une immersion du chercheur dans le sujet de recherche.

Cette méthodologie a été développée par des sociologues et des psychologues, mais est, à présent, largement utilisée en santé publique. C'est la principale méthode employée par les anthropologues pour étudier les coutumes et les comportements des peuples d'une autre culture et elle est aussi utilisée dans divers domaines comme la sociologie, la psychologie, l'éducation, l'histoire et les études culturelles [4].

Souvent, le terme « méthode » est utilisé pour couvrir à la fois l'approche (et donc la méthode de recherche) et les techniques de collecte. Les termes « Recherche Qualitative » et « méthodes qualitatives » sont fréquemment utilisés d'une manière interchangeable, mais, strictement parlant, les méthodes se réfèrent aux techniques spécifiques pour collecter les données et la recherche qualitative à la science elle-même [4]. Actuellement, le terme « recherche compréhensive » est de plus en plus évoqué [5].

La recherche qualitative est moins préoccupée par la représentativité. Elle est menée chez quelques sujets de manière approfondie (qualité) et ne nécessite donc pas un gros échantillon. Un premier critère des données qualitatives correctement collectées est qu'elles se concentrent sur des événements qui surviennent naturellement et des événements ordinaires qui surviennent dans des contextes naturels, afin de pourvoir vraiment saisir ce qui se passe « au quotidien, dans la vie réelle ».

Parmi les techniques de collecte des données utilisées en recherche qualitative, les entretiens sont les plus utilisés. Pour ce faire, l'outil appelé guide d'entretien est d'usage. Plutôt qu'un questionnaire qui comporte généralement des questions fermées, le guide d'entretien recourt à des questions plutôt ouvertes.

Dans la recherche qualitative, on recourt souvent à plusieurs méthodes ou techniques, à plusieurs sources d'information et même deux ou plusieurs analystes des données s'associent, ce qu'on appelle la triangulation.

Ses résultats ne sont pas toujours généralisables mais donne plus de précision sur un contexte particulier. La recherche qualitative permet de générer des hypothèses [6], de vérifier les résultats d'une étude quantitative, ou d'en expliquer les résultats inattendus.

S'il est vrai que la recherche qualitative porte généralement sur le discours ou les mots plutôt que sur le nombre, cela ne signifie pas qu'elle soit dépourvue de mesure ou qu'elle ne puisse pas être utilisée pour expliquer des phénomènes sociaux.

Ses résultats ne sont pas toujours généralisables, mais donnent plus de précision sur un contexte particulier. La recherche qualitative permet de générer des hypothèses [6], de vérifier les résultats d'une étude quantitative ou d'en expliquer les résultats inattendus. S'il est vrai que la recherche qualitative porte habituellement sur le discours ou les mots plutôt que sur le nombre, cela ne signifie pas qu'elle soit dépourvue de mesure ou qu'elle ne puisse pas être utilisée pour expliquer des phénomènes sociaux [4].

Elle se caractérise par une procédure ouverte visant à déterminer qu'est-ce qui existe, « pourquoi il en est ainsi et comment X varie-t-il dans différentes circonstances et pourquoi ? » « Plutôt que « combien en existe-t-il et combien X est plus grand ou plus petit ? » ». Elle est préoccupée par la signification que les gens attachent à leur expérience du monde social et comment le peuple donne un sens à ce monde. Elle essaie donc d'interpréter le phénomène social (interaction, comportement, etc.) en termes de signification que les gens lui accordent. L'un des points forts de la Recherche Qualitative est qu'elle étudie les gens dans leur contexte naturel [4]. Les lignes ci-dessous portent sur les différentes manières de définir la recherche qualitative.

12. Définitions de la recherche qualitative

Bien qu'il n'existe pas une définition standardisée de la recherche qualitative à ce jour, dans le cadre de ce livre, nous avons retenu quelques définitions qui semblent mieux expliquer :

- La recherche qualitative est une activité scientifique qui localise l'observateur dans le monde. Les chercheurs étudient les choses dans leur contexte naturel, essayant de donner un sens ou d'interpréter les phénomènes en termes de significations que les gens leur donnent [7].
- L'étude qualitative est une méthode qui permet d'analyser et de comprendre des phénomènes, des comportements de groupe, des faits ou des sujets. L'objectif n'est pas d'obtenir une quantité importante de données, mais d'obtenir des données de fond (de qualité). Elle ne se fixe pas comme objectif d'arriver à une quantité énorme de données, mais d'explorer à fond les phénomènes, ce qui est dite exploration de qualité [8].
- La finalité de la recherche qualitative est de développer des concepts qui nous aident à comprendre les phénomènes sociaux dans leurs contextes naturels plutôt qu'expérimentaux [9] ; tout en mettant l'accent sur les significations, les expériences et les points de vue de tous les participants.
- La recherche qualitative est une activité scientifique qui permet au chercheur d'acquérir des connaissances précises et approfondies directement sur la réalité culturelle et sociale vécue quotidiennement par un individu ou par une communauté. Cette acquisition des connaissances sur un individu ou une communauté se fait par l'application d'une ou de plusieurs des techniques de collecte.

La recherche qualitative est une façon de regarder la réalité sociale plutôt que de chercher de bonnes réponses. Elle se préoccupe également de la formulation des bonnes questions [10]. Elle sert à comprendre la logique et le point de vue des acteurs, à comprendre la rationalité des groupes sociaux (Raison), ce qui se passe dans les têtes des gens [11]. Elle est destinée à comprendre les attitudes ou les comportements d'une population. Elle est souvent réalisée à travers des entretiens collectifs (focus group) ou individuels (interviews). La notion d'étude qualitative s'oppose généralement à celle d'étude quantitative qui cherche à quantifier un phénomène, par exemple l'incidence d'une pathologie donnée. La recherche qualitative est destinée à répondre aux questions « quoi ? » « Pourquoi ? et comment ? »

Exemples pratiques :

- Quels sont les facteurs qui empêchent la vaccination des enfants… ?
- Comment les femmes atteintes d'un cancer du sein vivent-elles… ?

Elle vise à comprendre les caractéristiques d'une population, ses habitudes, ses opinions, son comportement, ses attitudes et ses pratiques. L'étude qualitative se révèle comme une maïeutique cherchant à montrer les états d'âmes, les attitudes et les comportements des clients probables [12,13,14].

Quels sont les types de questions de recherche en recherche qualitative ?

2.Les types de questions de recherche en recherche qualitative [3]

Les questions de recherche en recherche qualitative sont formulées à partir des différentes problématiques qui peuvent se poser. Il peut s'agir des questionnements de type causal, de type descriptif, exploratoire ou de type comparatif. Tableau numéro 1.

Types de questions	Formulation générale
Recherche causale (recherche de la cause ou des facteurs)	X explique-t-il Y ? X explique-t-il Y plus que Z explique Y ?
*Recherche descriptive (*vise à décrire et à comprendre un phénomène*)* *Ou exploratoire* (explore des domaines nouveaux ou insuffisamment étudiés)	Comment décrire X ? Quels sont les X ou les Y ? Comment définir X ? Que contient X ?
*Recherche comparative (*compare ou oppose différents groupes*)*	En quoi les pratiques X diffèrent-elles entre le milieu Y et Z ? Quelles sont les similitudes et les différences entre les stratégies X et Y ?

Tableau n°1 : *type des questions de recherche en recherche qualitative révisé de Miles, Huberman (2005) et Adi Bhat (2024)* [2, 15].

Les pages qui suivent portent sur l'utilité ou l'intérêt de la recherche qualitative en santé publique et autres domaines des sciences humaines.

3. L'utilité ou l'intérêt de la recherche qualitative en santé publique et autres domaines des sciences humaines

La recherche qualitative permet l'élaboration des politiques en santé ou en éducation pour le changement de comportement. Elle privilégie une attitude naturaliste et vise à comprendre les expériences personnelles et à expliquer certains (aspects de) phénomènes sociaux tels que la santé et la maladie, l'adversité et le conflit.

Elle permet de bien comprendre les besoins des usagers et des prestataires en soins de santé en renforçant leur capacité comme intervenant dans le système de soins de santé. Ces besoins peuvent être intégrés lors de la formulation des recommandations adressées aux gestionnaires du système [16]. Cette méthode permet aussi d'explorer les émotions, les sentiments des patients, ainsi que leurs comportements et leurs expériences personnelles.

Du fait de sa contribution à une meilleure compréhension du fonctionnement des sujets et des interactions entre eux, elle est particulièrement adaptée à la recherche en santé publique, permettant ainsi une compréhension plus large de la santé et des déterminants des soins. De ce fait, elle nécessite des dispositions humanistes, de la curiosité, de la créativité, en plus de la logique et de la disposition à reconnaître la diversité [2].

> *« Les données qualitatives et l'attention portée à l'expérience vécue des personnes sont fondamentalement adaptées à la localisation des significations que les individus ont des événements, des processus et des structures de leur vie — leurs « perceptions, hypothèses, préjugés, suppositions »* [17,18].

Les données qualitatives permettent de connecter ces significations au monde social qui les environne.

Elle vise à comprendre les caractéristiques d'une population, ses habitudes et ce qui peut faire obstacle à l'installation et/ou à l'exécution d'une intervention (goulot d'étranglement) [19].

Dans le domaine de la santé publique, les études qualitatives sont essentiellement utilisées dans le cadre de la réalisation des prétests voire même de tests, d'étude de phénomènes vécus, d'opinion et de perception des individus. Ces études qualitatives sont conçues pour des projets soumis à un public représentatif appelé informateurs clés qui ont pour mission d'évaluer la pertinence des choix faits [20].

La recherche qualitative est utile pour appréhender des phénomènes complexes difficilement quantifiables, explorer et comprendre la logique et les points de vue des acteurs au niveau conscient et /ou inconscient dans leur vie de tous les jours.

L'utilité de la recherche qualitative porte aussi sur la compréhension des phénomènes sociaux dans leur contexte naturel plutôt qu'expérimental ; aussi sur la compréhension des comportements des groupes, des faits ou des sujets. Ce qui permet le développement des concepts en mettant l'accent sur leurs significations, leurs expériences et les opinions de tous les participants [4].

Elle peut être une première étape à une recherche quantitative : elle sert ainsi à mener des explorations initiales pour de nouveaux domaines, de nouveaux concepts, de nouveaux comportements en vue d'un développement des théories et d'avancement vers des explications [4, 6]. Elle peut servir des pré-enquêtes pour appréhender un phénomène mal connu, en identifier les variables pertinentes, générer des hypothèses éventuellement testables par des méthodes quantitatives, elle permet aussi de comprendre un phénomène en profondeur exemple : les recours tardifs aux soins, la causalité des goulots d'étranglement (GE), de mener des évaluations d'interventions (états des lieux, évaluation à mi-parcours et à la fin de l'intervention) ; Elle permet d'expliquer la force d'association entre deux variables en Recherche Quantitative [21].

La recherche qualitative est un outil important pour comprendre les émotions, les perceptions et les actions des personnes qui souffrent d'une condition médicale. Le sens que les professionnels de santé donnent à leur travail ne sera découvert que si les chercheurs observent leur interaction avec les clients et leur demandent sur leur expérience [22].

Que dire des principes de la recherche qualitative ?

4.Les principes de la recherche qualitative

Sans rechercher à fournir une liste exhaustive des principes qui régissent la recherche qualitative, voici en effet quelques principes de cette approche :

- L'intérêt de la recherche qualitative porte sur les aspects observationnels qui proviennent de la perception personnelle des individus étudiés [23].

- Notons que l'observation qui fait l'objet de la recherche qualitative n'est pas directement mesurable [24].
- La plupart du temps, elle privilégie des études sur des phénomènes : ce qui sera prépondérant sera le contexte.
- Elle s'intéresse principalement à produire des recueils de données qui porteront sur le discours du sujet.
- Elle étudie la complexité de l'être humain, des phénomènes.
- Les approches qualitatives sont obligées de se différencier des approches quantitatives qui disposent des objectifs différents des siens [24].
- Elle ne vise pas à isoler une variable au niveau du comportement humain, mais à travailler sur l'ensemble des comportements afin d'y trouver un sens (comprendre le phénomène). Dans le dispositif de recherche, le chercheur porte une place de choix et devra ainsi être pris en compte dans l'interprétation [24].
- Les recherches sont réalisées sur le terrain, dans le temps, en tenant compte de l'interaction entre le chercheur et l'objet de la recherche.
- La méthode n'est pas nécessairement définie avant la recherche, mais au cours de l'observation du contexte.
- Le chercheur doit être flexible [10].

La recherche qualitative essaye de définir un critère et d'en connaître les variations en fonction de différentes circonstances. Par exemple : comment se fait l'appropriation d'une pratique clinique par les professionnels de santé et comment cette appropriation varie en fonction du contexte. Elle ne cherche pas à savoir combien de professionnels se sont appropriés cette pratique, mais plutôt les raisons de cette appropriation.

C'est à l'approche qualitative de fournir éventuellement une hypothèse ou une classification qui pourra être examinée par l'approche quantitative (constructivisme). C'est ce dont parle le modèle séquentiel exploratoire de Creswell [21, 25].

C'est une approche qui s'inscrit dans une vision holistique, globale, du contexte étudié. Cette approche recueille des données dans le milieu naturel (entretiens individuels ou en groupes, étude d'observations ou de documents, etc.). Les données collectées en recherche qualitative peuvent produire une hypothèse. Ainsi, par une démarche inductive, le chercheur arrive à l'hypothèse et à l'interprétation [19,26].

La précision de l'hypothèse de travail arrive au fur et à mesure de la collecte des données. Ce qui entraine éventuellement une modification de l'orientation de la méthode, des modalités de constitution de l'échantillon pendant l'étude. Ainsi, le chercheur est appelé à des aller-retours entre les différentes étapes de l'étude allant de la conception du protocole, passant par la collecte des données jusqu'à l'analyse [11].

Le protocole en recherche qualitative ne s'élabore pas entièrement, mais peut recevoir des modifications au moment de la récolte et de l'analyse. Les analyses commencent au moment même de la collecte [19]. Dans la recherche qualitative, l'échantillonnage est déterminé par la logique du protocole et les questions de recherche. Le protocole de recherche n'est pas fermé, il est flexible et peut être modifié et approfondi selon les données obtenues lors de la collecte des données. En recherche qualitative il est permis au chercheur d'examiner, d'analyser et d'interpréter ses données collectées continuellement, mais aussi de développer des tentatives de conclusions. (Voir fig. 1) [4]

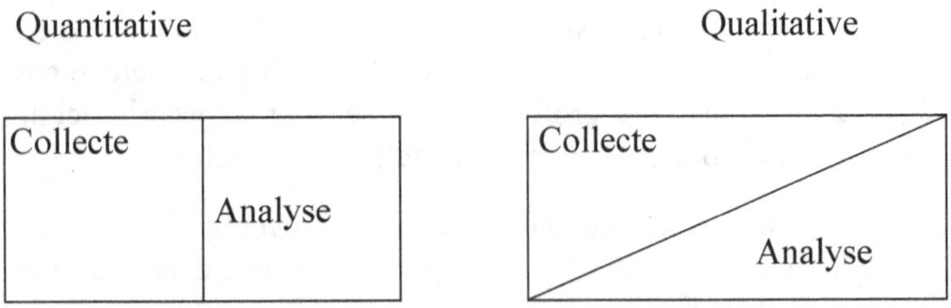

Figure n°1 *: Modèle de processus de recherche.* [4]

Le point suivant évoque la procédure pour mener une recherche qualitative.

5. La procédure pour mener une recherche qualitative
Comment mener une étude qualitative ? Il s'agit d'une question que se pose souvent la plupart des personnes qui comptent utiliser cette approche.

La démarche à suivre pour réaliser une recherche par la méthode qualitative doit être menée pas à pas et de manière rigoureuse afin de parvenir à des résultats pertinents. Dans le cadre de ce livre, nous vous proposons le modèle en sept étapes, associant celui décrit par Gaspard Claude en 2019 et par Paul Van Royen en 2007 [11,27].

Pour assurer son efficacité maximale, le chercheur devra suivre un processus tel que :

1. Définir la problématique sur le sujet ou le phénomène d'intérêt : qui nécessite une bonne revue de la littérature. Cette démarche peut aboutir à la production d'un modèle conceptuel ou d'un cadre théorique qui pourra, lors de la codification, orienter le chercheur vers une approche hypothético-déductive. Dans le cas contraire, ce dernier sera obligé de suivre une approche plutôt inductive.
2. Définir la ou les question (s) de recherche et les hypothèses si possible (à partir de votre question de recherche, vous allez définir les hypothèses que vous voudrez vérifier avec une méthode de RQ) : la question devrait être posée de la façon la plus claire et précise possible (Quoi ? /Pourquoi ? /Comment ?) Ces questions cherchent à expliquer, à sonder et/ou à approfondir le phénomène sous étude. En même temps, il est important à ce niveau de se fixer les objectifs de la recherche à atteindre, qui seront en étroite adéquation avec les questions posées.

3. Faire le choix d'un type de méthode (Design) : un choix judicieux et adapté à la question de recherche devra être fait entre les méthodologies théoriques suivantes : étude de cas ; phénoménologie ; ethnographie ; théorie ancrée ; la recherche narrative, etc.

4. Choisir la (les) technique (s) de collecte des données : le chercheur peut recourir aux observations, aux entretiens, aux focus groupes, aux recueils documentaires suivant qu'il est adapté ou pas. Il sera donc appelé à produire les outils de collecte de données pour faciliter ce travail de terrain. Il s'agit entre autres de grille d'observation, de guide d'entretien pour l'entretien et du guide d'animation de focus groupe pour le focus group, du carnet pour la prise des notes, etc.

5. Déterminer son échantillon : bien que dynamique, il est important de cibler la population source des données pouvant permettre de bien explorer et assurer la saturation théorique autour du fait sous étude. L'échantillonnage doit cibler une diversité de population source concernée pour obtenir une information riche.

6. Collecter et analyser les données : collecter les données qui vous apporteront des éléments de réponse essentiels à vos questions de recherche. Les audios des entretiens sont enregistrés et retranscrits. Les transcrits, notes de terrain, images, vidéos et documents recueillis feront l'objet des analyses. Certains logiciels sont d'usage et facilitent le codage (Atlas TI, Nvivo, QSR Nudist…)

7. La rédaction du rapport d'étude : ce rapport est diffusé sous forme d'un mémoire, de thèse ou d'article scientifique.

En résumé, le processus de l'étude qualitative étudié ci-dessus se décline en trois phases de travail.

Phase 1	Phase 2	Phase 3
Recueil de l'information Cette première étape du travail est primordiale : la crédibilité de votre étude qualitative repose sur la qualité et l'intérêt des informations recueillies. Elle est précédée par la rédaction du protocole.	Traitement de l'information Cette phase doit faire le lien entre le recueil de l'information et l'analyse : il s'agit ici de synthétiser les données récoltées afin de produire, en phase 3, une analyse la plus pertinente possible.	Analyse de l'information Dans un troisième temps, l'analyse des données retranscrites et synthétisées vous permettra d'élaborer votre conclusion.
• Observations • Entretiens • Focus group	• Retranscription • Synthèse • Matrice d'analyse	• Analyse des données • Conclusion

Tableau n°2 *: Les 3 phases de l'étude qualitative selon Claude, G. modifié [11, 28]*

Il convient, dans les pages ci-dessous, de rappeler les types d'études en recherche qualitative.

6. Les types d'études en recherche qualitative

Il existe plusieurs types d'études en RQ, mais cinq sont les plus utilisés. Il s'agit de : l'étude de cas, l'ethnographie, la théorie ancrée, l'étude ou la recherche narrative et la phénoménologie. Pour choisir le type, il faudra se baser sur son problème de recherche, ses objectifs et ses questions de recherche.

Examen de l'objectif de la recherche identifié :

Exemple : *Explorer les expériences des candidats doctorants sur les raisons pour lesquelles ils n'ont pas réussi à obtenir leur diplôme.*

- Puisque nous ne voulons pas comprendre la culture, la conception de la recherche ethnographique est abandonnée ;
- Comme nous ne voulons pas développer une théorie, la conception d'une théorie ancrée est abandonnée ;
- Cela nous laisse la possibilité des designs en RQ suivants : l'étude de cas, l'étude narrative et la phénoménologie comme meilleure option.

6.1.Étude de Cas

Il s'agit d'une exploration de la richesse et de la complexité d'un système délimité sous de multiples perspectives. L'étude de cas est une description exhaustive et intensive d'un seul cas [29,30,31]. Un système délimité est une unité sociale telle qu'un programme, un évènement, une institution, une organisation ou une communauté. Cette conception est choisie dans le but de comprendre un processus plutôt que des résultats. C'est une investigation de phénomènes contemporains dans leur contexte de vie [32]. Son but est la « découverte » plutôt que la « confirmation » [30]. Yin (2018) classe les études de cas comme exploratoires ou descriptives : l'exploration est utilisée pour étudier des situations dans lesquelles un phénomène a des conséquences peu claires. La description est utilisée pour décrire un phénomène et le contexte réel dans lequel il s'est produit [31].

Que retenir de la recherche narrative ? Telle est la matrice des lignes suivantes.

6.2. Recherche narrative

L'accent est mis sur la manière dont les individus attribuent un sens à leurs expériences à travers les histoires. Les récits sont toujours liés entre un individu et son environnement social et/ou son contexte culturel. Cette approche consiste essentiellement à étudier les expériences de vie en tant qu'expériences racontées

[33, 34, 35]. Le contexte est un aspect clé de l'analyse narrative. Il est à noter que l'environnement dans lequel on raconte une histoire doit être nécessairement pris en compte pour comprendre le sens et de l'expérience humaine [36]. L'analyse narrative examine les récits afin d'identifier les thèmes sous-jacents, les modèles et les conséquences sociétales qui s'y trouvent [37]. Le chercheur s'efforce de découvrir l'expérience individuelle racontée à travers des fils narratifs (les différentes histoires ou perspectives que le participant peut raconter sur son expérience), des tensions (les contradictions, les conflits dans les récits des participants), des intrigues (les moments clés ou les tournants dans l'histoire personnelle), des cohérences (ce qui a du sens pour le participant) et/ou des silences, mais aussi les zones de non-dit ou d'omission, qui sont tout aussi révélatrices, puis compose un récit narratif de l'expérience racontée du participant.

Que dire de la phénoménologie ?

63.Phénoménologie

L'objectif de la phénoménologie est de comprendre le sens de l'expérience vécue par autrui afin d'identifier la signification de cette expérience ou des phénomènes humains tels que les participants à la recherche les décrivent [38]. L'accent est mis sur l'expérience vécue ou le sens de la relation entre les deux, mais pas sur les participants eux-mêmes, non plus aussi sur le monde dans lequel ils habitent.

Que signifie la théorie ancrée ?

64.Théorie ancrée

Elle a pour but de développer une théorie à partir des données de terrain. Elle étudie un processus, une action ou une interaction impliquant de nombreux individus. Voir théorie ancrée comme approche d'analyse dans le chapitre IV, point IV.4 page 7 [39].

Il convient de parler aussi de l'ethnographie dans les lignes suivantes.

65.Ethnographie

L'analyse ethnographique est une méthode d'analyse qualitative utilisée pour comprendre en profondeur les comportements, les croyances, les valeurs et les pratiques d'un groupe de personnes dans leur contexte naturel. Le chercheur s'immerge dans la vie de tous les jours du ou des sujets. Que ce soit en tant que participant actif ou observateur, le chercheur fait l'expérience directe des coutumes, des traditions, des manières, des réactions aux situations, etc. Cette expérience peut être menée parfois pendant des années. Ce design utilise comme technique de collecte des données l'observation et particulièrement l'observation participante [40].

Enquête qualitative et type de recherche. Tableau traduit et révisé de John W. Creswell. (2013)

	Recherche narrative	Phénoménologie	Théorie ancrée	Ethnographie	Étude de cas
Cherche à	Explorer la vie d'individus	Comprendre l'essence d'une expérience	Développer une théorie avec les données de terrain	Décrire et interpréter un groupe de même culture	Développer une description approfondie et analyser un cas ou plusieurs
Type de problème utilisant ce type d'étude.	Besoin de rapporter les histoires d'expériences individuelles quand on cherche à comprendre comment les individus construisent leur identité et donnent du sens	Besoin de décrire l'essence d'un phénomène vécu. La signification donnée à ce phénomène par les acteurs.	Ancrer une théorie dans la perspective des participants. Besoin de construire une théorie à partir des données de terrain.	Décrire et interpréter les problèmes culturels d'un groupe. Besoin de comprendre en profondeur les comportements, les croyances, les valeurs et les pratiques d'un groupe de personnes dans	Apporter une compréhension approfondie d'un cas. Besoin d'apporter la richesse d'un phénomène par la diversité de cas.

	à leur expérience.			leur contexte naturel.	
Unité d'analyse	Étudier un ou plusieurs individus dans leur expérience humaine vécue.	Étudier plusieurs individus ayant partagé une expérience.	Étudier un processus, une (inter) action impliquant plusieurs individus par les données de terrain.	Étudier un groupe partageant une même culture par une immersion prolongée du chercheur dans le terrain.	Étudier un évènement, un programme, une activité ou plusieurs individus. Chacun d'eux constituant un cas.
Collecte de données	Entretien semi-structurés ou approfondis et revue documentaire	Entretiens approfondis, revue documentaire et observations	Entretien semi-structurés et/ou approfondis avec 20 à 60 individus	Observations particulièrement participantes et entretiens-semi-structurés et/ou approfondis	Sources multiples : entretiens semi-structurés , approfondies, revue documentaire, observations

Analyse des données	Analyser pour créer une nouvelle histoire à partir des histoires recueillies, en développant des thèmes et souvent de manière chronologique. L'analyse doit pouvoir révéler comment les gens s'expriment et quel type de récits ils ont.	Analyser, pour chercher des unités de sens, les éléments des descriptions structurelles et textuelles et décrire l'essence, les « universaux » d'une expérience ou les éléments invariants, communs ou les éléments transversaux dans les expériences du phénomène étudié.	Analyser par le codage initial, axial et sélectif.	Analyser par l'intermédiaire des descriptions du groupe et des thèmes sur ce groupe. Cette analyse vise à découvrir les modèles et les thèmes culturels qui sous-tendent les comportements observés.	Analyser par l'intermédiaire des descriptions du cas et des thèmes sur ce cas (et/ou entre les cas). Chaque cas est décrit d'une manière approfondie, cherchant à identifier les thèmes y contenus.

Rapport	Développer un texte narratif portant sur les histoires de vie d'individus.	Décrire l'essence d'une expérience et sa signification	Générer une théorie illustrée de manière visuelle	Décrire comment fonctionne un groupe partageant une même culture et le chercheur tente de comprendre la perspective des participants et leur rendre compte de leur expérience holistique du monde.	Développer une analyse détaillée et approfondie d'un ou de plusieurs cas.

Tableau n°3 : *Aperçu détaillé des cinq types d'études qualitatives révisé, d'après John W Creswell. (2013) [41, 42].*

Conclusion : La rigueur en recherche qualitative

Pour accroître la validité des résultats de la recherche qualitative, un certain nombre de stratégies permettent d'y parvenir. La validité (en anglais : Validity or Trustworthiness) ou la fiabilité en recherche qualitative est la mesure dans laquelle les résultats de l'étude tiennent compte des objectifs et que ces derniers reflètent ces objectifs. Il existe deux types de validité. La validité interne est la mesure dans laquelle le rendu du chercheur reflète entièrement l'objet de l'étude et représente les suggestions et la réalité des participants. La validité externe, quant à elle, tient compte du fait que les résultats peuvent être inférés si le contexte et les situations sont similaires [1]. Voici quelques stratégies pour augmenter la validité de la recherche :

- Une autoanalyse permanente de toutes les étapes de la vision du chercheur ;
- Une autoanalyse constante à chaque étape de la démarche du chercheur est essentielle. Cela requiert un savoir-faire spécifique, incluant une aptitude solide à repérer (sélection mentale, de façon plus ou moins consciente de la pertinence des propos) et à décrypter les données pertinentes, tant lors de la collecte que durant l'analyse. Il est également indispensable de minimiser les biais de terrain (dont il est question ici) et de maintenir une rigueur empirique, afin que les théories produites et les interprétations restent ancrées dans le terrain et fidèles aux références observées [43].
- Une discussion des outils et du protocole avec d'autres chercheurs expérimentés en recherche qualitative permet d'améliorer la qualité du protocole ;
- Une observation atypique, au lieu d'être considérée comme non significative, doit plutôt motiver une réflexion poussée, cherchant ainsi à procéder à un examen attentif des exceptions ou des extrêmes d'une distribution et permettant ainsi de renforcer les résultats principaux [3].

- La validation des résultats de la recherche par les répondants aux enquêtes ou le cheeking des résultats par les participants. LINCOLN et GUBA regardent la validation par les répondants comme le cheeking le plus fort dans la crédibilité du projet de recherche. Cependant, il y a des limitations de cette technique comme test de validation. Par exemple : le récit produit par le chercheur est conçu pour un large public et sera inévitablement différent du récit d'un informateur individuel, simplement en raison de ses rôles différents dans le processus de recherche. En conséquence, il est préférable de considérer la validation des répondants comme faisant partie d'un processus de réduction des erreurs [4 ; 44]. À notre avis, cette validation se produit après la rédaction du rapport, mais avant la diffusion de ce dernier.

- La triangulation, appelée aussi mixed-methods ou triangulation en anglais, est définie comme « la combinaison de méthodologies dans l'étude d'un même phénomène ». L'emploi de la triangulation amène le chercheur à mieux comprendre les phénomènes vécus cachés : par exemple les interactions sociales [45]. Son utilisation permet d'éliminer ou de réduire les biais d'information et augmente ainsi la fiabilité et la validité de l'étude. Elle permet aussi d'améliorer la compréhension d'une étude et, ainsi de fournir une richesse qualitative et une meilleure compréhension du phénomène étudié. En plus, elle permet de rassurer les chercheurs quant aux résultats fournis par l'étude [1]. L'usage des méthodes et des sources aide à investiguer le problème et peut renforcer la croyance des chercheurs dans la validité de leurs observations [4].

On procède comme suit, le même problème est investigué à partir des différentes perspectives pour augmenter la validité, cela à 3 niveaux :

La triangulation des sources [46] : différents groupes de recherche ou des répondants de différents groupes d'intérêt sont interviewés pour un même sujet.

La triangulation des méthodes : c'est l'appréhension du problème par plusieurs méthodes de collecte des données qualitatives.

La triangulation d'analyse : c'est l'interprétation ou l'analyse du problème faite par plusieurs chercheurs.

- La saturation : il est crucial de reconnaître le moment où la collecte des données n'apporte plus de nouvelles informations, indiquant ainsi que l'ensemble des représentations liées au sujet d'étude a été exploré (on a plus ou moins « fait le tour »). Cela constitue une garantie méthodologique supplémentaire, venant compléter la triangulation [43]. Il est important de rappeler les techniques de collecte des données qualitatives au chapitre suivant.

Références

1. Immy HOLLOWAY. (2008), *A-Z of Qualitative Research in health care*, second edition, Blackwell Publishling,
2. Aubin AUGER et al. (2009), *Introduction à la recherche qualitative*. http://www.bichat-larib.com/publications.documents/3446_2008_introduction__RQ__Exercer.pdf
3. Matthew B. MILES et A. MICHAEL HUBERMAN. (2005), *Analyse des données qualitatives ; Méthodes en sciences humaines,* 2e éd, de boeck. Pg. 485
4. Catherine POPE and Nicholas MAYS. (1999), *Qualitative Research in Health Care*, 2ième edition; BMJ books Pg 1, 2, 3 et 4; 55;
5. DUMEZ Hervé. (2013), *Méthodologie de la Recherche Qualitative, Les questions clés de la démarche compréhensive* ; 2ième Edition
6. Shoshanna SOFAER. (1999), *Qualitative Methods: What Are They and Why Use Them?* Health Services Research (HSR).
7. DENZIN Norman k, LINCOLN Yvonna S. (2011), *Handbook of qualitative research*. London: Sage; Pg. 3.
8. https://www.synonyme-du-mot.com/les-articles/cest-quoi-une-approche-qualitative
9. POPE C, MAYS N. (1995), *Qualitative research: reaching the parts other methods cannot reach: an introduction to qualitative methods in health and health services research*. BMJ; 311:42-5. Pg. 43
10. Laurence KOHN, Wendy CHRISTIAENS. (2014), *Les Méthodes de recherches qualitatives dans la recherche en soins de santé : apports et croyances*, De Boeck Supérieur, Pg 67 à 82.
11. GASPARD Claude, *Etude qualitative : définition, techniques, étapes et analyses,* le 22 octobre 2019. https://www.scribbr.fr/methodologie/etude-qualitative

12. *Étude qualitative : principe et objectifs* - Ooreka [Internet]. Ooreka.fr. [Cité 6 avr 2022]. Disponible sur : //qualite.ooreka.fr/astuce/voir/6
13. BLOOR, M. et WOOD, F. (2006), *Keywords in qualitative methods A vocabulary of research concepts.* Sage
14. https://qualite.pagesjaunes.fr/astuce/voir/685593/etude-qualitative.
15. Adi BHT, *Question de Recherche Qualitative : Qu'est-ce que c'est et comment les rédiger ?* Avril 2024 ; https://www.questionpro.com/blog/fr/recherche-qualitative-question-denquete/
16. KOHN L, CHRISTIAENS W, *Les méthodes de recherches qualitatives dans la recherche en soins de santé : apports et croyances*. 2014
17. Van MANEN, "Qualitative health research", *Sage Journals*, 1997; https://journals.sagepub.com/doi/abs/10.1177/104973239700700303
18. https://edutechwiki.unige.ch/fr/Recueil_de_donn%C3%A9es_qualitatives.
19. BORGES DA SILVA G, « La recherche qualitative : un autre principe d'action et de communication », *Revue Médicale de l'Assurance Maladie volume* 32 n° 2 / avril-juin 2001
20. https://www.e-marketing.fr/Thematique/academie-1078/fiche-outils-10154/Les-outils-de-mesure-qualitative-324613.htm
21. CRESWELL, J. W. (2014). *Research Design: Qualitative, Quantitative, and Mixed Methods Approaches* (4e éd.). SAGE Publications.
22. Rapport, F. Hermeneutic phenomenology: the science of interpretation of texts. Qual Res Heal Care [Internet]. 2005;168–86.
23. https://www.researchgate.net/publication/334491338_Implementation_of_a_problem-solving_approach_to_optimize_assessment_practices_of_physical_educators_in_health_education/citation/download.

24. https://www.studocu.com/fr/document/universite-paul-valery-montpellier/methodologie-de-recherche-qualitative/les-principes-et-les-methodes-en-recherche-qualitative-1/1848701
25. https://www.academia.edu/40662695/FACULTE_DE_MEDECINE_HENRI_WAREMBOURG_THESE_POUR_LE_DIPLOME_DETAT_Prescrire_des_m%C3%A9dicaments_en_m%C3%A9decine_g%C3%A9n%C3%A9rale_que_nous_sugg%C3%A8rent_les_patients_de_Polyn%C3%A9sie_fran%C3%A7aise_Par_Nanethida_NOUANESENGSY
26. BORGES DA SILVA G, « La recherche qualitative : un autre principe d'action et de communication », *Revue Médicale de l'Assurance Maladie*, volume 32 n° 2 / avril-juin
27. VAN ROYEN P., *Cours d'introduction à la recherche qualitative*, Institut médecine tropicale de Bruxelles, décembre 2007.
28. https://www.scribbr.fr/methodologie/etude-qualitative
29. BLOOMBERG, L.D. and VOLPE, M. (2018) *Completing Your Qualitative Dissertation: A Road Map from Beginning to End*, 4th Edition, Sage, Los Angeles, CA.
30. STAKE, ROBERT E. 1995, *The Art of Case Study Research. Thousand Oaks*, CA: SAGE Publications.
31. YIN, ROBERT K. 2018, *Case study research and applications: design and methods*, Sixth edition. Los Angeles : SAGE.
32. VAN ROYEN P : *Cours d'introduction à la recherche qualitative*, Institut médecine tropicale de Bruxelles, décembre 2007.
33. CLANDININ, D JEAN. (2013). *Engaging in Narrative Inquiry*. 10.4324/9781315429618. https://www.researchgate.net/publication/320032626_Engaging_in_Narrative_Inquiry/citation/download.
34. CONNELLY, F.M., & CLANDININ, D.J. (2006). *Narrative inquiry*. In J. L. Green, G. Camilli, P. Elmore (Eds.), *Handbook of complementary methods in*

education research (3rd ed., pp. 477 - 487). Mahwah, NJ : Lawrence Erlbaum.

35. POLKINGHORNE, D. (1988). *Narrative knowing and the human sciences*. New York : State University of New York Press.
36. *https://fastercapital.com/fr/contenu/Analyse-narrative--narration-par-analyse-qualitative*.html
37. Jessica ABBADIA, Une analyse narrative efficace : un guide complet étape par étape : 2023 mindthegraph.com/blog/fr/analyse-narrative/)
38. Van MANEN, M. (2016). *Phenomenology of Practice: Meaning-Giving Methods in Phenomenological Research and Writing. Routledge.* https://doi.org/10.4324/9781315422657
39. GLASER, B.G., C. STRAUSS, A.L. (1967). *The Discovery of Grounded Theory. Strategies for Qualitative Research*, Chicago, Aldine.
40. DENZIN, N. K., & LINCOLN, Y. S. (Eds.). (2007). *The SAGE Handbook of Qualitative Research* (3rd ed.). *Sage Publications*.
41. CRESWELL, J.W. (2013). *Qualitative inquiry and research design. Choosing among five approaches* (3e éd.). London: Sage. Approches inductives, 2015, Hakim Ben Salah, Note de lecture: 1-4.
42. https://edutechwiki.unige.ch/fr/Design_de_recherche_orient%C3%A9s_formulation_de_th%C3%A9orie
43. Olivier DE SARDAN, J.-P. (2008). *La rigueur du qualitatif : Les contraintes empiriques de l'interprétation socio-anthropologique*. Louvain-la-Neuve : Academia-Bruylant. Pg.61
44. LINCOLN YS, GUBA EG. *Naturalistic inquiry*. Newbury Park, CA: Sage, 1985:84.
45. Maria ALMAGRO, Karen BUSCHER, Chikuru LUBULA Trésor, Benjamin MWANDULO, Benjamin MARHEGANE, et al. *Les méthodes qualitatives en sciences sociales. École thématique. Méthodes qualitatives en sciences sociales*, UEA Bukavu, Sud-Kivu (RDC), France. 2024, pp.16. ⟨hal-04595477⟩

46. DENZIN N.k. *The Research Act: A Theoretical Introduction to Sociological Methods,* 1989 3rd edn, Englewood Cliffs, Prentice-Hall.

Chapitre 2.
La collecte des données qualitatives

Ce chapitre traite des techniques de collecte de données qualitatives en se penchant sur les principes de collecte, les différentes techniques elles-mêmes, ainsi que la méthodologie pour les appliquer. Étant à la quête des données qualitatives pour entreprendre cette recherche, il est important de pouvoir bien appliquer les techniques pour disposer des données de qualité.

II.1. Principes de collecte des données qualitatives

Une expertise outillée est exigée dans la collecte des données qualitatives, sinon on fait face à des données d'une qualité douteuse. Le cadre dans lequel se déroulent les entrevues se doit d'être aussi neutre que possible afin de faciliter la collecte de données. Il convient de veiller à garantir une certaine intimité tout au long de l'entretien ou du groupe de discussion, non seulement pour que la séance reste confidentielle, mais aussi pour que les intéressés puissent s'exprimer en toute liberté [1]. Que dire des techniques de collecte des données qualitatives ?

II.2. Techniques de collecte des données qualitatives

Il existe diverses techniques permettant de renforcer l'efficacité de la collecte de données et d'améliorer la qualité des données ainsi recueillies. Les méthodes les plus utilisées en RQ comprennent : l'entretien, le focus group ou discussion de groupe focalisé, l'observation et la revue documentaire.

II.2.1. L’entretien

Définition

C’est une technique d'investigation scientifique basée sur un processus de communication verbale entre deux personnes sur un certain nombre de thèmes, de manière à recueillir l'information aux propres termes de l’interviewé.

Entretien= entrevue= interview : technique permettant de collecter les données via l’échange entre d’un côté l’interviewer et de l’autre côté le répondant ou l’interviewé. L’utilisation d’un guide d’entretien est nécessaire parce qu’il permet à l’enquêteur de centrer son attention sur les questions clés. Le guide doit être pré-testé avant son utilisation.

L’entretien permet au chercheur de recueillir les données verbales qui sont collectées grâce à des questions (préparées ou non). L’entretien qualitatif vise à encourager les personnes interrogées à donner leurs avis personnels et à rendre compte de leur comportement de manière libre. Pour assurer le succès de cette technique, il convient à l’enquêteur :

- de maitriser le sujet de recherche et de comprendre toutes les questions du guide ;
- d’entretenir une communication et un rapport de qualité avec les personnes interrogées ;
- d’avoir une écoute active ;
- de savoir l’importance de ne pas s’ériger en juge ;
- d’avoir la capacité d’observer les signes verbaux et non verbaux ;
- de pouvoir faire des relances dans le but d’explorer en profondeur (fouiller ou creuser) les points soulevés ;
- d’avoir la capacité de s’adapter à la situation.

Types d’entretien

On a les entretiens individuels semi-structurés et approfondis [2].

Les types d’entretiens d’individuels sont :

- La conversation informelle : c’est une conversation dans laquelle un observateur est interrogé à l’improviste à propos de ses observations, très sensible aux différences individuelles, car l'observateur interroge le premier répondant probable qu'il croise. Ce type d'interview pose le problème de crédibilité.

- L'entretien semi-structuré est standardisé, une des techniques les plus utilisées en RQ. Les questions sont ouvertes et ordonnées et sont contenues dans un guide d'entretien comportant des thématiques, peut-être utile lorsque plusieurs chercheurs qualifiés font la collecte. Il est délégable, peu flexible, moins riche et rapide. C'est une stratégie de collecte de données qualitatives dans laquelle le chercheur pose aux informateurs une série de questions prédéterminées, mais ouvertes. Il constitue souvent la seule source de données d'un projet de recherche qualitative et est généralement programmé à l'avance à un moment et à un endroit désigné en dehors des évènements quotidiens. Ce type d'entretien se base sur des interrogations habituellement formulées et ouvertes. Il est possible de poser de nouvelles questions si la personne interviewée soulève un aspect encore inconnu, mais concernant le phénomène sous étude. Pour le réaliser, il faut :
    - Préparer en amont vos questions ;
    - Les classer dans un ordre logique et par thème ;
    - Poser de nouvelles questions pendant l'entretien.
- L'entretien approfondi est organisé à un lieu de rendez-vous et il y a une prise de notes. Une ou deux issues sont couvertes en profondeur. Il est très flexible et est exploratoire par nature. Dans le déroulement de l'entretien approfondi, le chercheur est appelé uniquement à écouter attentivement l'interviewé, à l'encourager pour qu'il s'exprime comme il se doit et à veiller à l'horizontalisation des éléments du discours [3]. Lorsqu'il s'agit de mener une interview approfondie, le chercheur est appelé à écouter attentivement son interlocuteur dans son discours sur le sujet. Il est aussi appelé à faire attention à toutes les réactions affectives de l'interrogé et à tenir compte de la définition que cette personne interrogée donne aux

concepts clés et aussi à tenir compte de la hiérarchie de ces propos et de ses réticences, etc. [4]. Ce type d'interview permet un maximum de flexibilité en explorant n'importe quel sujet en profondeur et en couvrant de nouveaux sujets (au sein du sujet de la recherche) au fur et à mesure qu'on évolue. À bâtons rompus, l'interviewé partage ses expériences sans influence du chercheur.

Avantages et désavantages de l'entretien [5, 6]

Les avantages	Les désavantages, les limites et les inconvénients
- C'est un bon moyen pour donner accès aux représentations, aux pratiques profondément inscrites dans l'esprit des personnes et qui ne peuvent que rarement s'exprimer à travers un questionnaire ou en groupe ; - Il permet de créer un contact plus personnel avec des populations ciblées ; aussi, il peut prendre en charge les populations analphabètes ou à tradition orale ; - Un entretien bien mené permet	- L'entretien ne décrit pas nécessairement la réalité, on peut avoir un écart entre ce que l'on dit et ce qu'on fait réellement, d'où l'importance d'accompagner l'entretien d'une observation in situ ; - Les résultats de l'entretien fournissent une large description des points de vue et des opinions et ne peuvent donc pas être élargis à la communauté entière ; - L'entretien présente un risque d'orienter les réponses, ce qui peut conduire à un biais de l'interviewer - Risque d'orientation des réponses (biais de l'interviewer) ;

d'obtenir des informations très fines et très détaillées si le sujet est bien exposé et développé ; - Les sujets susceptibles d'être explorés par l'entretien sont plus variés. L'entretien permet l'abord des sujets sensibles non réalisables dans le focus group, garantissant ainsi la discrétion et l'anonymat.	- La pertinence ou non de ce qui sort de l'analyse d'un entretien par rapport au sujet peut être difficile à dégager. - Problème du choix de l'interprète, qui risque de modifier ou d'interpréter les propos, voire de répondre à la place de l'enquêté.

Déroulement [5, 6]

Règles de base à respecter	- Ne jamais faire entrer de biais ou influencer la personne dans ses questions et ses relances. Il faut jouer à « l'idiot » du village pour que les personnes expliquent en profondeur leur pensée et ne recourent pas à la formule « vous savez de quoi je parle… » ; s'abstenir de tenir compte de ses propres présupposés sur le sujet. - Savoir alimenter la conversation. C'est une des règles les plus difficiles, surtout si la personne n'est pas bavarde et ne répond que par oui ou par non. Ici, c'est tout

	l'art de la « relance ». Il existe quelques astuces que l'on va détailler plus loin. C'est une conversation, donc éviter le temps mort, éviter une somnolence devant l'interviewé et faire preuve d'une maitrise de son texte. - Un entretien avec une personne est parfois le début d'une série d'entretiens avec elle : il est toujours préférable d'avoir plusieurs entretiens avec la même personne intéressante ou compétente. - Une des règles d'or est d'assurer à l'interviewé la confidentialité de la conversation et la personne en confiance.
Lieux de l'entretien	- Il faut privilégier un endroit calme, pas de passages incessants d'autres personnes (éviter les salles d'attente par exemple).
L'entrée en la matière	- Expliquer toujours l'objet de l'entretien ou les objectifs de la recherche ; - Et éviter les termes non compréhensibles pour la personne. - Au début, il est essentiel pour l'enquêteur de se présenter personnellement et de dire de quelle institution il provient.
Conduite de l'entretien	- Commencer toujours par briser la glace et éviter les questions sensibles au départ de la conversation, le temps que s'installe un climat de confiance entre vous. - Dans l'utilisation de la grille d'entretien, il faudra la prendre

	comme un outil de conversation dans lequel on jette un coup d'œil furtif, mais pas comme un questionnaire.
Pour ne pas bloquer la discussion, il faut	- Éviter les questions trop générales, trop abstraites ; - Éviter les questions dont les réponses sont trop prévisibles (des questions orientées) ; - Éviter surtout en début d'entretien, ou lors d'un premier entretien, les questions « gênantes », délicates ou sensibles le temps de briser la glace (sur l'argent, la politique, sur la sexualité…, par exemple).
Prise de notes	Même si on enregistre, il faut toujours prendre des notes. - La prise des notes pendant que la personne parle est d'une importance capitale et il faut savoir les noter par les bouts de dialogue. Cela permet de revenir dessus en citant ses propres mots ; il faut aussi noter les expressions corporelles développées par l'interviewer (langage corporel). - Noter dans la marge, au fur et à mesure qu'elles viennent à l'esprit pendant la conversation, les relances, les questions que l'on veut poser, les nouvelles questions, les demandes de précision, etc. les rayer quand les points ont été traités ; ceci exige de la part de l'interviewer une écoute active. - Noter des mots clés, les citations exactes ou verbatim, textuelles, intégrales, dans la langue locale, des propos de la personne sur des

	points particulièrement pertinents (et les mettre entre guillemets) ; Il faut prendre en compte la sémiologie populaire, c'est-à-dire noter les termes importants en langue locale. Et avoir par la suite les explications précises à ces citations.
Langue	- Le travail avec un interprète n'est pas conseillé puisque la présence d'un tiers rend difficile la communication entre deux personnes et le fait de traduire perturbe le cours de la discussion. Mais il est à noter que l'utilisation de l'interprétariat peut s'avérer vitale, car le rôle de l'interprète ne se limite pas seulement à la traduction dans les deux langues mais, l'interprète doit généralement en plus interpréter le sens et suppléer aux informations données, d'où son choix n'est pas aisé. Il est important d'expliquer à l'interprète qu'il doit interpréter correctement ce que l'interviewé a dit et pas ce qu'il pense. - Dans l'idéal, il faut avoir recours à une personne originaire du milieu socioculturel étudié, sans pour autant qu'elle fasse partie de la communauté.
Enregistrement	- Demander l'autorisation d'enregistrer avant de mettre en marche l'enregistreur, en expliquant pourquoi, car l'enregistrement sert à obtenir l'intégralité de la conversation (rassurer sur l'usage des dictaphones, et la confidentialité : ces audios ne seront écoutés que par l'équipe de

	recherche et seront effacés).
La durée d'un entretien	- Cela dépend bien sûr de la personne et de ses disponibilités. Idéalement, un entretien doit durer au minimum quarante minutes et peut aller jusqu'à une heure trente. En conditions normales (ex. hors contexte d'urgence) si l'entretien dure à peine quinze minutes, on estime que l'entretien n'est pas assez approfondi. Il faut alors peut-être repenser la grille de questions. Il est important de respecter la durée avancée dans le consentement.

Les lignes qui suivent ont pour matrice le focus group ou discussion de groupe focalisé comme technique de récolte des données qualitatives.

II.2.2. Le focus group ou discussion de groupe focalisé

Définition

La méthode de focus group, est une méthode qualitative de recueil des données qui réunit des personnes du même milieu ou ayant des expériences semblables pour discuter d'un thème précis qui présente un intérêt pour le chercheur [7, 8]. Il s'agit d'une technique de recueil des données en groupe avec des discussions semi structurées, modérées par un animateur neutre, qui a pour but de collecter des informations sur un nombre limité de questions définies à l'avance [6].

En fait, le focus group comprend une série des discussions menées entre les participants d'un groupe et modérées par un animateur chercheur et observées par un preneur de note. L'objectif de cette technique est de produire des données (via la dynamique du groupe) relatives aux croyances et aux normes du groupe à propos d'un sujet précis ou d'un ensemble des questions [9, 10].

Le focus group est une des techniques de marketing de l'après-guerre aux États-Unis visant le recueil des attentes des consommateurs pour rendre un produit plus attractif à sa vente ; s'inspirant ainsi des techniques de dynamique de groupe du psychologue américain Carl RANSOM ROGERS [11, 12]. Par la suite, la recherche universitaire l'a mise au service de la santé (éducation, santé publique) et au service d'autres domaines dont l'environnement, les sciences comportementales et sociales. Cette technique est très employée dans la recherche en soins primaires dans les pays anglophones en vue de recueillir qualitativement les informations et les opinions sur les thèmes variés [12].

Le FG est une discussion de groupe, ouverte, entre personnes (spécialement sélectionnées) sur un sujet spécifique (focalisé), guidée par un modérateur. Le modérateur est l'animateur du FG, c'est lui qui introduit les sujets à discuter. Il assure que la discussion se concentre sur les sujets liés à la recherche, il est l'arbitre : il maintient l'ordre de la discussion, ne permet pas qu'un participant soit critiqué pour ses idées. Il aide les participants(es) qui sont réticents(es) à participer ou qui se gênent à partager leurs idées et leurs expériences. Il contrôle la situation pour que certaines personnes ne dominent pas la discussion. Il doit être neutre, et doit stimuler les discussions pertinentes parmi les membres du groupe ; encourager les membres introvertis et faire soulever les nouvelles idées.

La réalisation d'un focus group exige le respect de certaines règles méthodologiques afin d'assurer la validité et le caractère scientifique de la démarche. Cette technique repose donc sur la dynamique de groupe. Elle permet par l'expression directe des participants, de faire émerger des diverses idées, parfois inattendues pour le chercheur, reflet des valeurs sociales, culturelles et/ou religieuses de chacun. Cette technique permet de donner plus de poids aux critiques que dans les entretiens individuels, elle explore et stimule différents points de vue par la discussion.

Cette technique de collecte des données permet d'examiner les expériences vécues, les besoins ressentis, les attentes des individus et les représentations des participants parlant pour le compte de la communauté. Elle permet aussi de mieux comprendre la manière dont les participants perçoivent la réalité du phénomène à l'étude, comment et pourquoi ils adoptent certains comportements. En effet, le focus group est une technique qui amène à saisir la profondeur des interactions psychologiques et sociales des phénomènes de santé, et particulièrement dans les situations suivantes [13, 14, 15].

- *Explorer des terrains inconnus ;*
- *Identifier et approfondir la compréhension d'un problème spécifique et complexe (facteurs difficiles à mesurer objectivement), en n'explorer pas seulement ce qui se passe, mais aussi le pourquoi ;*
- *Fournir un éventail d'idées, d'expériences ou de réactions personnelles ;*
- *Identifier les attentes, les besoins et les solutions adéquates d'une certaine population à un problème spécifique, permettant ainsi de trouver les pistes pour améliorer la qualité de vie ;*
- *Identifier des axes de recherche à approfondir par une recherche quantitative (triangulation des approches, recherche par approches mixtes) ;*
- *Identifier les déterminants d'un certain problème concernant la santé ;*
- *Construire des études parallèles sur la même thématique, mais avec des échantillons différents (soignants, patients dans différents groupes d'âge) ;*
- *Adapter et évaluer des campagnes de prévention et d'éducation sanitaire.*

Les caractéristiques du focus group

- Il génère les échanges entre les participants afin de créer une synergie et de faire émerger les enseignements ou les idées.
- Les participants sont recrutés spécifiquement pour la recherche.
- Les données sont recueillies de manière collective.

- Le focus group génère les interactions des participants grâce auxquelles ils peuvent modifier leur point de vue.
- Les participants doivent être homogènes et ou hétérogènes, recrutés sur des critères pertinents par rapport à la question de recherche

Les discussions conduites lors de focus group sont à la base de l'émergence des connaissances, des opinions et des expériences vécues comme des réactions qui se suivent grâce à l'union des personnalités diverses ; ce qui favorise la manifestation et la discussion des opinions opposées [15].

Il est à noter que les interactions qui se passent entre les participants peuvent servir à souligner les attitudes, les besoins prioritaires, les langages et le cadre de compréhension des répondants. Ces interactions constituent donc un avantage dans l'utilisation d'un focus group [16].

Les types de focus group

- *Focus group homogène*

Représente un ensemble d'individus au même profil, c'est-à-dire qui ont les mêmes caractéristiques sociodémographiques : profession, âge, sexe, classe sociale... Les répondants se sentent plus en sécurité pour exprimer leurs idées. Le FG homogène permet de faire émerger des opinions collectives. Il permet d'avoir une vision d'ensemble sur un sujet précis. Il est difficile dans ces conditions de mener un débat d'opinions différentes. Les avis sont non représentatifs de la population. Cette homogénéité permet aux participants de se considérer comme une même classe sociale et de s'exprimer ainsi librement en conséquence lors des discussions [17].

Il est composé d'un groupe de 7 à 10 personnes (idéal) ou membres homogènes (Age, sexe, niveau d'instruction, profession, niveau socioéconomique, etc...) mais peut aller jusqu'à 12. Cette homogénéité dépend du sujet à traiter dans le focus groupe. La sélection des membres se fait en fonction des questions de recherche. Cette discussion est guidée par un modérateur ou animateur qui à son tour est aidé par le preneur des notes ou Scribe pour assurer la logistique du groupe (prend notes, gère les dictaphones pour l'enregistrement et donne son feedback ou impression à l'animateur). En général, la discussion d'un focus group dure une heure à une heure et demie et doit être enregistré sur un dictaphone ou autres appareils d'enregistrement après bien sûr consentement des participants à l'étude.

- *Le Focus group hétérogène*

Dans un groupe de discussion hétérogène, les individus n'ont pas le même statut, ni le même âge, ni la même situation socioéconomique ou professionnelle. On recherche ici la diversité des opinions sur un même sujet (différents points de vue). Avec le focus group hétérogène il y a souvent divergence des points de vues ce qui facilite l'émergence d'appréciations diverses et une variété des avis [17]. Exemple : Pour un sujet sur la croissance verte on interroge des personnes venues des différents horizons sociaux (Classe supérieure, moyenne et populaire). Le modérateur ou l'animateur doit être très habile pour devoir faire parler tous ces individus dont les caractéristiques sociodémographiques diffèrent.

Les limites de la méthode

Les limites des focus groupes proviennent de points qui freinent la discussion en groupe :

- *Timidité ou réticence à exprimer les idées personnelles en public d'autant plus que si on aborde des sujets délicats tels que la sexualité, il est conseillé de faire plutôt des entretiens individuels.*
- *En groupe, les participants peuvent rester dans les idées considérées comme « socio culturellement correctes ».*
- *La présence d'un « leader » d'expression dans le groupe ou de relations conflictuelles entre les participants peut aussi entraver la libre expression. L'animateur du focus group est appelé à manager ses différentes tensions afin de maximiser la collecte*

- *de données et la profondeur de débat.*
- *Les focus group peuvent être plus compliqué à organiser par rapport aux interviews individuels surtout quand les participants sont peu de disponible.*

Il est aussi important de tenir compte de l'échantillon car s'il est mal constitué, peut amener à un biais de l'étude (par exemple ne choisir que des personnes motivées et disponibles) [14].

La méthodologie utilisée dans un focus group

Les participants sont sélectionnés en fonction des objectifs de l'étude, c'est un échantillon théorique ou les participants sont sélectionnés pour refléter une série totale de la population d'étude ou de tester des hypothèses particulières [16].

- *La maîtrise d'un focus group par l'animateur*

Un modérateur compétent devra maitriser le groupe et celui qui l'est moins risquera de perdre le contrôle, ce qui va se manifester de plusieurs manières [18] :

- Poser des questions orientées ;
- Poser plusieurs questions successives avant même la réponse du participant à la première question ;
- Couper la parole en désordre aux participants pendant l'attente de la réponse ;
- Déduire des hypothèses alors que le participant ne l'a pas encore dit ;
- Couper la réflexion aux participant et passer à un autre sujet.

Une des difficultés des focus groups est « la dérive consensuelle » c'est-à-dire, la tendance qu'un bon nombre des participants s'allient au point de vue du « leader » ce qui fait perdre tout l'intérêt du focus group. Ainsi il faudra un animateur doué et expérimenté pour faire face à cet écueil [19].

- *Le flux de discussion*

Lors d'une séance de discussion de groupe, le modérateur veillera à ce que les échanges entre participants soient actifs : Les réponses des participants à chacune de ses questions spécifiques posées doivent susciter des réactions d'au moins deux autres membres au sein du groupe, avant de faire une relance ou de passer à une nouvelle question. Ceci permettra de collecter un maximum d'opinions possibles sur la question. Il évitera de se contenter d'une opinion unique d'un seul répondant. (Flux de discussion désiré) En effet, le flux de discussion ne devrait pas être linéaire (entre modérateur et chaque participant) mais plutôt, susciter des commentaires libres (un débat) entre différents participants sur la question comme un ballon ricochant (c'est la dynamique de groupe).

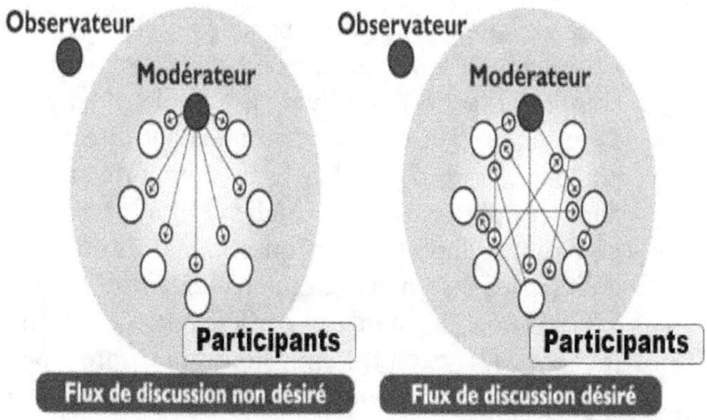

Fig. 3. Flux de discussion. *Méthodes qualitatives en recherche sociale sur les maladies tropicales Rapport Du Matériel Didactique, Darda et N'Djamena, 6-24 octobre 1997 [16]*

Ce qu'il faut bien voir, l'observation a une place importante dans la récolte des données qualitatives. Tel est la pierre de touche du point suivant.

II.2.3. L'observation

Définition

L'observation est une technique très utilisée dans les études qualitatives et permet une analyse du réel : elle permet de décrire les comportements, les lieux, les situations et les émotions auxquels vous assistez en tant qu'observateur [20]. L'observation permet de recueillir les données verbales et surtout non verbales. Cette technique propose à l'enquêteur de se focaliser sur le comportement d'une personne, plutôt que sur ces déclarations [21].

Cependant, nous ne pouvons pas être sûrs que ce que les gens disent, c'est ce qu'ils font réellement. L'observation permet d'y faire face : à la place de poser des questions sur le comportement, le chercheur regarde, observe les gens et les événements pour identifier le comportement et les interactions quotidiennes des personnes [22].

Types

Plusieurs techniques existent [21].

- L'observation participante consiste pour l'enquêteur à faire partie du contexte dans lequel le comportement d'un individu est étudié. Il s'agit de faire immersion dans l'environnement direct de la personne à étudier, dans son comportement ou dans le phénomène à étudier. Elle possède le pouvoir d'apporter un questionnaire qui peut délivrer les informations supplémentaires.
- Observation non participante (observation incognito) : exclut l'enquêteur du cadre social étudié, il n'est pas vu par les individus observés et peut avoir recours à des images vidéo, ceci va à l'encontre de l'éthique. Il faudra donc obtenir une autorisation de la personne préalablement d'une manière ou d'une autre. L'observation non participante permet de refléter la réalité du phénomène sous étude et améliore ainsi la fiabilité des résultats. Elle peut permettre de définir un sujet de recherche en vue de constituer une base de recherche.
- Observation structurée ou systématique : comporte des règles clairement définies et formulées en amont pour mener l'observation. On dispose d'un schéma d'observation à l'avance qu'il faut faire appliquer lors de l'opération. Permet de placer les observations dans certaines catégories que le chercheur avait déterminées avant la collecte des données. Elle est utilisée lorsqu'il faut formuler un problème de façon précise, elle sert aussi à vérifier

certaines hypothèses.

- Observation non structurée : c'est une technique qui permet d'observer avec précision le comportement d'un individu. L'enquêteur recueille autant d'informations possibles sans schéma d'observation.

Modalité d'application [21]

Pour mener une technique d'observation, les modalités ci-dessous doivent être appliquées :

1. Observation participante : attention, le chercheur ne doit pas tout dévoiler sur son travail de recherche. Il y a risque d'influencer le comportement des observés. De toute manière, après un certain temps, l'observateur est oublié et les personnes observées réintègrent leur comportement normal.
2. Se faire oublier : lors d'une observation, qu'elle soit participante ou non ; structurée ou non, l'intérêt d'enquêteur devra être le plus discret possible pour que la scène soit observée comme si elle n'était pas là.

La revue documentaire a un rôle non négligeable dans la récolte des données qualitatives. C'est l'objet des lignes ci-dessous.

I.2.4. La revue documentaire

La réponse aux questions de recherche ne demande toujours pas la collecte des données sur le terrain. Elle peut utiliser des informations existantes ou des données collectées à l'avance par d'autres (données secondaires). Ainsi, on étudie l'information figurant sur les documents officiels ou universitaires qui doivent être des sources fiables. Ceci la fait différer de la recherche littéraire qui, elle, vise à acquérir les connaissances théoriques sur un sujet. Alors que la recherche documentaire, quant à elle recherche des données factuelles et existantes afin de répondre aux questions de recherche. Les documents officiels à utiliser peuvent être : un périodique d'une revue spécialisée, une loi, un décret, un règlement, un marché public, un rapport officiel, une image, une infographie, une thèse, un brevet… [23].

Que dire du biais en recherche qualitative ?

Conclusion : Biais en recherche qualitative

Une étude en recherche qualitative peut comporter aussi des biais méthodologiques ou circonstanciels et qui peuvent influencer la qualité des résultats [24]. Les plus spécifiques à cette recherche sont : le biais de l'animateur, l'effet de halo, les biais de formulation et le biais de mémoire. Dans cette étude des biais, nous parlons plus des moyens d'atténuation que des moyens d'éviter parce que le chercheur tente de les minimiser, de les maitriser ou de les contrôler plus que de les éviter [24].

1. Le biais de l'animateur ou de l'interviewer (fait partie des biais méthodologiques) est un biais pouvant se produire par l'influence que peut exercer l'animateur d'une session d'une étude qualitative sur la nature des réponses ou des propos tenus par les participants [25]. *Exemple : un professeur enquêteur qui interroge les apprenants sur la qualité de ses propres enseignements.* Moyen d'atténuer : laisser l'interrogatoire se faire par d'autres enquêteurs formés en recherche qualitative et non par l'animateur concerné par la recherche.

2. L'effet de halo ou l'effet de notoriété ou encore l'effet de contamination est un biais cognitif qui affecte la perception des gens. C'est une interprétation et une perception sélective d'informations allant dans le sens d'une première impression. (« Il ne voit que ce qu'il veut bien voir ») [26, 27]. *Exemple : une caractéristique jugée positive à propos d'une personne ou d'un groupe a tendance à rendre plus positives les autres caractéristiques pour ce groupe.* Ceci est aussi vrai pour le sens contraire. Moyen d'atténuer : contrôler ses propres présupposés sur la nature des personnes enquêtées.

3. Le biais de formulation (fait partie des biais méthodologiques) se produit dans une enquête lorsque la formulation d'une question est orientée. Aussi, si les questions de l'enquête posent des difficultés dans leur compréhension, il s'avère difficile aux participants de donner des réponses honnêtes [25]. Exemple d'une question orientée : *que diriez-vous de l'idée de construire une usine de fabrication des pains dans votre contrée qui offrirait de l'emploi à plus de 50 jeunes ?* Moyen d'atténuer : l'investigateur doit savoir formuler des questions non orientées ; et les enquêteurs doivent être instruits sur le respect des questions telles que formulées.

4. Le biais de mémoire : autrement dit, biais de rappel ou biais mnésique. Ce sont des limites de la pensée qui font référence à la façon dont notre cerveau va mémoriser puis restituer les informations perçues [28]. Moyen d'atténuer : faire accompagner les questionnements par des faits historiques qui rappellent l'évènement pour lequel on enquête.
5. Le biais de sélection / d'information : c'est un biais introduit dans l'étude en sélectionnant de manière erronée les personnes pour constituer l'échantillon et par conséquent on aboutit à des fausses informations et conclusions. Moyen d'atténuer : le choix des répondants doit faire l'objet d'une sélection judicieuse (basée sur sa connaissance du phénomène étudié : informateur clé) et d'une discussion avec d'autres chercheurs.
6. Effet Hawthorne : comportement consistant à se montrer sous une facette positive lorsque l'on est interrogé ou observé dans un milieu concerné par le phénomène étudié. Moyen d'atténuer : ne pas choisir d'interroger dans un milieu concerné par le phénomène sous-étude, mais on peut aussi utiliser la triangulation.
7. Biais de confirmation (d'hypothèse) : tendance naturelle qu'a les individus à privilégier les informations qui confirment leurs idées préconçues, leurs hypothèses et à accorder moins de poids aux points de vue jouant en défaveur de leurs conceptions. Moyen d'atténuer : prendre en considération les informations, les signes qui vont à l'encontre de nos présupposés, de nos hypothèses initiales. Capacité d'interrogation et de remise en question.

8. La dérive consensuelle ou effet de soumission au groupe : un individu interrogé dans un groupe peut être influencé par les réponses préalables des autres membres (leaders), même si celles-ci ne lui conviennent pas. Moyen d'atténuer : il suffit d'indiquer que les avis peuvent être divergents et qu'il n'y a pas de jugement des réponses formulées, mais aussi que chaque individu est appelé à avoir sa vision de la problématique.

II.4. Références

01. GAP TOOLKIT MODULE 603, *Approche qualitative de collecte des données*, Nations Unies, New York 2004, Pg.27-28
02. Nicky BRITTEN, *Qualitative methods and prescribing research*, 2000
03. https://www.academia.edu/123027627/Communication_for_Development_C4D_and_paradigm_shift_in_the_fight_against_AID
04. MAYER et OUELLET, *Méthodologie de recherche pour les intervenants sociaux. Montréal,* Gaëtan Morin 1991 : Pg.314-315
05. Alain BLANCHET et Anne GOTMAN, 1992, *L'enquête et ses méthodes : l'entretien* ; Edition Nathan, ISBN 2091906522, 9782091906522
06. https://issuu.com/medecinsdumonde/docs/guidecollecte_qualitativefr/31
07. Charles E. BASCH, Focus group interviews, "An underutilised research technique for theory and practice in health education. 1987"; *Health Education Quarterly* 14, 4:411-448.
08. DAWSON S, MANDERSON L et TALLO V, *Le manuel des groupes focaux. Boston,* PNUD/Banque Mondiale/OMS Programme spécial de Recherche et de Formation concernant les Maladies tropicales, 1993
09. Jenny KITZINGER, *Qualitative Research: Introducing Focus Groups*, August 1995, DOI:10.1136/bmj.311.7000.299 PubMed
10. BLOOR, M. & WOOD, f. (2006), *Keywords in qualitative methods. A vocabulary of research*

concepts, Thousand Oaks, Sage.) (Kohn, L., & Christiaens, W. (2014). Les méthodes de recherches qualitatives dans la recherche en soins de santé : apports et croyances. *Cairn.info, Tome LIII*, pages 67 à 82.
11. ROGERS, C. R. (1970). *On Encounter Groups.* New York : Harper & Row.
12. NEGROUCHE, H. (2021). « La rigueur de qualitatif, l'entretien « focus group » : Intérêts, usages et contraintes méthodologiques », *Revue d'études en psychologie de la déviance*, 6(2), 489-503
13. https://fr.scribd.com/document/713430433/Recherche-qualitative-PT-Seminaire-de-these-2011
14. Magali PEREIRA-SIMON, *Prévention des accidents domestiques chez l'enfant de 0 à 6 ans*. Programme expérimental d'éducation à la sécurité domestique : de la conception à l'évaluation. Médecine humaine et pathologie. 2015. ffdumas-01277843f
15. TOUBOUL P. *Recherche qualitative, La méthode des Focus Groupes. Guide méthodologique pour les thèses en Médecine Générale*, Département de Santé Publique CHU de Nice. Disponible sur http:// www.nice.cnge.fr/IMG/pdf/Focus_Groupes_methodologie_PTdef.pdf
16. DARDA et N'DJAMENA, *Méthodes qualitatives en recherche sociale sur les maladies tropicales Rapport Du Matériel Didactique*, 6-24 octobre 1997.
17. Gaspard CLAUDE, *Le focus groupe (Groupe de discussion) : caractéristiques, utilisation et exemples,* Scribbr, Mars 2021. https://www.scribbr.fr/methodologie/focus-group/
18. https://www.academia.edu/33481460/Les_m%C3%A9thodes_de_collecte_des_donn%C3%A9es_et_d
19. http://livre21.com/LIVREF/F33/F033005.pdf
20. https://fr.scribd.com/document/690518330/Chapitre-2-Analyses-Qualitatives-1
21. Gaspard CLAUDE, *La méthode de l'observation pour vos recherches : définitions, type et exemple*, scribbr.fr, publié le 22.10.2019.)

22. C. POPE N. MAYS, Observational methods in health care settings. In Qualitative research in health care, second edition, BMJ, 2000; Pg 30
23. Gaspard CLAUDE, *La recherche documentaire : définition, types, méthodologie et exemple* , Scribbr, Aout 2020. https://www.scribbr.fr/methodologie/la-recherche-documentaire/
24. Olivier DE SARDAN, J.-P. (2008). *La rigueur du qualitatif : Les contraintes empiriques de l'interprétation socio-anthropologique*. Louvain-la-Neuve : Academia-Bruylant
25. B.BATHELOT, *Biais d'étude qualitative,* le 13/01/2020, https://www.definitions-marketing.com/definition/biais-etude-qualitative/
26. THORNDIKE, E. L. (1920), "A constant error in psychological ratings*", Journal of Applied Psychology*, 4(1), 25-29.
27. ASCH, SOLOMON. E. (1946), "Forming impressions of personalit",. *The Journal of Abnormal and Social Psychology,* *41*(3), 258–290. https://doi.org/10.1037/h0055756
28. Agnes MENSO, *Les biais de mémoire*, Mars 2023 ; https://www.agnesmenso-coaching.com/articles/les-biais-de-memoire.

Chapitre 3
L'échantillonnage en recherche qualitative

Ce chapitre porte sur l' échantillonnage en recherche qualitative. Il est organisé en quatre points. Le premier porte sur la définition générale. Le deuxième a pour objet les principes d'échantillonnage en recherche qualitative. Le troisième a pour objet la différence entre l'échantillon théorique et l'échantillon statistique. Le dernier parle de différents types d'échantillonnage en recherche qualitative.

III.1. Définition générale

L'échantillonnage est un procédé qui permet de définir un échantillon dans un travail d'enquête. Il s'agit d'étudier une partie sélectionnée pour établir des conclusions applicables à un tout. En d'autres termes, l'échantillonnage est une sélection précise de personnes ciblées pour réaliser un entretien, un focus group, un sondage ou un questionnaire [1].

Différemment de l'approche quantitative, la Recherche Qualitative ne poursuivit pas la représentativité de l'échantillon afin d'une généralisation des résultats, mais son but est de réunir un échantillon riche possédant les informations nécessaires ou les caractéristiques recherchées au sujet de l'étude. D'où l'importance d'éviter un déséquilibre manifeste de l'échantillon et des oublies de grandes catégories [2].

Il est important de souligner ici la notion de saturation qui fait allusion au moment où l'ajout de nouvelles données ne produit plus d'informations ou de thèmes significativement nouveaux (Saturation thématique) et ou ne produise plus des nouvelles théories comme en théorie ancrée (Saturation théorique). Autrement dit, à ce stade, les nouvelles données ne conduisent plus à des découvertes importantes ou à des modifications des catégories existantes. Trois critères importants permettent de juger de la saturation : la redondance (plus d'informations nouvelles de la part des répondants) ; la stabilité des concepts (quand les nouvelles données n'enrichissent plus les catégories existantes) ; Solution à la question de recherche (cas d'exploitation de toutes les dimensions du phénomène sous étude).

Quels sont les principes de l'échantillonnage ? Tel est l'objet des lignes suivantes.

III.2. Principes de l'échantillonnage

Qui observer ? Qui interroger ? où ? Quand ? Sur quels sujets ? et Pourquoi ?

Ces questions posées limitent toutes les conclusions auxquelles vous aboutirez et la confiance que vous et le public pourrez leur attribuer. Comme déjà évoqué à l'introduction, le propre de la RQ est d'être flexible et de construire ses objets (échantillon ; question dans la grille d'entretien…) au fur de l'évolution la recherche sur terrain. Par conséquent, l'échantillon peut parfois se modifier jusqu'à l'atteinte de la précieuse saturation théorique. Il est important de toujours chercher à trouver des personnes susceptibles d'apporter un plus par rapport aux questions de recherche [2]. La notion de la saturation théorique veut simplement dire que : Après des applications successives d'une ou de plusieurs techniques de collecte des données, ces dernières n'ajoutent plus aucune propriété nouvelle à la conception de la théorie. Alors le chercheur peut arrêter la collecte des données.

D'autres principes comme la diversification, le cas négatif, sont aussi très pertinents mais pas toujours d'application. En RQ la diversification est presque l'équivalent de la représentativité statistique. Elle est un critère majeur de sélection en ce qui concerne les échantillons qualitatifs par cas multiples, et permet de donner une vision plus complète sur la question de recherche [3, 4]. La raison de diversifier les cas est d'inclure la plus grande variété possible. Quant au cas négatif, il s'agit d'une preuve qui infirme les hypothèses explicatives du chercheur ou qui parait comme « une exception » à sa manière de voir et de présenter les choses [5].

Les chercheurs œuvrant en Recherche qualitative utilisent souvent les échantillons réduits de personnes étudiées profondément dans leur contexte ; à la différence de ceux de quantitatif qui utilisent des échantillons étendus et une représentativité statistique. [6, 7]. La plupart des auteurs pour la RQ s'accordent sur un nombre d'entretiens minimum de 20 à 30 en fonction du sujet. L'étude de 2533 thèses de doctorat utilisant une méthodologie qualitative a ainsi montré que la moyenne se situait à 31 et la médiane à 28 [8, 9]. Il est à noter qu'en recherche qualitative, on ne se réfère pas à une règlementation rigoureuse quant à la nécessité de fixer le nombre des participants pour atteindre la saturation.

Il convient d'établir la différence entre l'échantillon théorique et l'échantillon statistique.

III.3. Différence entre l'échantillon théorique et l'échantillon statistique

L'échantillon théorique est l'ééchantillon utilisé en Recherche Qualitative. Il dispose des échantillons qui tendent à être orientés plutôt que pris d'une manière aléatoire [7, 10]. L'échantillon théorique est celui utilisé en Théorie ancrée, une des approches de l'analyse et des designs de recherche qualitative. C'est l'échantillon représentatif de situations susceptibles de favoriser le développement de la théorie en construction.

Echantillon théorique	Echantillonnage statistique
L'étendue de la population n'est pas toujours connue à l'avance	L'étendue de la population est connue à l'avance
Les critères de la sélection peuvent être redéfinis à chaque étape de la recherche	Les critères de la sélection sont définis à l'avance en une seule étape

L'échantillonnage se termine lorsque la saturation théorique a été atteinte et que l'on commence à avoir la redondance.	L'échantillonnage se termine lorsque tout l'échantillon a été étudié

Quels sont les différents types d'échantillonnage en recherche qualité ?

III.4. Différents types d'échantillonnage en RQ

Il existe deux grands types d'échantillonnage en RQ :

Il y a l'échantillonnage par cas unique, par cas multiple et autres.

III.4.1. Echantillonnage par cas unique

De l'échantillonnage par cas unique, nous pouvons reconnaitre trois sortes : l'échantillon d'acteur ; l'échantillon de milieu (géographique ou institutionnel) et l'échantillon événementiel.

Parmi les critères qui influencent le choix du cas on trouve selon A. PIRES : la pertinence théorique (en lien avec les objectifs de départ de la recherche) ; les caractéristiques et la qualité intrinsèque du cas ; la typicité ou l'exemplarité ; la possibilité d'apprendre avec le cas choisi ; son intérêt social ; son accessibilité à l'enquête [5, 11].

Que dire de l'échantillonnage par cas multiple ?

III.4.2. Échantillonnage par cas multiples

Les recherches qualitatives recourant à l'échantillonnage par cas multiples (ou multi-cas) prennent deux formes types : celle des entrevues avec plusieurs individus et celle des « études collectives de cas » [12].

On veut connaître les idéologies ou attitudes qu'ont des individus appartenant à différentes classes sociales, à divers milieux, partis politiques, etc. Le statut accordé à l'interviewé est celui d'un individu qui est le « porteur de la culture et des sous-cultures auxquelles il appartient et qu'il en est représentatif » [4].

Il convient d'évoquer les autres cas d'échantillonnage au point suivant.

III.4.3. Autres échantillonnages

Echantillonnage par choix raisonné

L'analyste sélectionne directement un sous-ensemble de la population censé être représentatif de la totalité. Cet échantillonnage fait appel au jugement d'une personne qui connaît bien le groupe et ses caractéristiques élémentaires [13].

Echantillonnage en boule de neige ou chaine

L'échantillonnage en boule de neige est une méthode d'échantillonnage non aléatoire, conçue pour révéler des informations sur des populations « cachées », voire inaccessibles. Avec ce type d'échantillonnage, l'analyste encourage sa population existante à contacter d'autres membres de la population afin de venir étayer les données dont il dispose. On part d'un leader qui est appelé à mobiliser les autres membres qui répondent aux caractéristiques recherchées. Et ces autres peuvent contacter d'autres qui peuvent être conduites vers la recherche. Elle reste l'une des meilleures méthodes pour atteindre les populations généralement réfractaires à la moindre enquête (les personnes qui pratiques des activités interdites par exemple, les travailleurs de sexe, les vendeurs de drogues…) [5, 7, 11, 13].

Echantillonnage de convenance

Il consiste à interroger un groupe de personnes facilement accessibles [13]. Il est aussi dit de commodité : l'enquêteur interroge les individus disposés à répondre [14]. Cet échantillonnage épargne en termes de temps, de l'argent et de l'effort au détriment de la quantité de l'information et de la crédibilité du cas [7].

III.5. Références

1. https://www.scribbr.fr/methodologie/echantillonnage/
2. KAUFMAN J.-C. (2011). *L'enquête et ses méthodes : L'entretien compréhensif.* 3ième Ed. Armand Colin, Paris. Pg. 41, 42.
3. GLASER, B.G., C. STRAUSS, A.L. (1967). *The Discovery of Grounded Theory. Strategies for Qualitative Research*, Chicago, Aldine.

4. MICHELAT, G. (1975). « Sur l'utilisation de l'entretien non directif en sociologie », *Revue française de sociologie*, vol. 16, p. 229-247.
5. ALVAROS PIRES. (1997), *Echantillonnage et recherche qualitative : essaie théorique et méthodologique,* Université d'Ottawa. http://classiques.uqac.ca/contemporains/pires_alvaro/echantillonnage_recherche_qualitative/echantillonnage.html
6. HUBERMAN, A.M., et MILES, M.B. (1991), *Analyse des données qualitatives. Recueil de nouvelles méthodes*, Bruxelles, De Boeck.
7. MATTHEW B. MILLES & HUBERMAN. (2003), *Analyse des données qualitatives*, 2ième édition ; De Boeck et Larcier s.a.
8. Mark MASON, *Sample Size and Saturation in PhD Studies*, Using Qualitative Interviews September 2010
9. https://edutechwiki.unige.ch/fr/Echantillonnage_en_m%C3%A9thodes_qualitatives
10. https://w.arbores.tech/wiki/Echantillonnage_en_m%C3%A9thodes_qualitatives
11. T. SONZAÏ & S A. SORO (2022), "Les Déterminants du succès de l'accompagnement entrepreneurial », *Revue Ivoirienne de Sciences Economiques et de Gestion* (Rev. Iv. Sci. Eco. Gest.) - RISEG- © EDUCI. Vol 3 - N°1
12. Shoshanna SOFAER, *Qualitative Methods: What Are They and Why Use Them?* Health Services Research (HSR), 1999
13. *Méthodes d'échantillonnage : Type et exemple* ; https://fr.surveymonkey.com/market-research/resources/types-of-sampling/
14. Alexis DEUWEL, *Les différentes méthodes d'échantillonnage et comment choisir* ; juin 2022 ; https://blog.hubspot.fr/marketing/methode-echantillonnage

Chapitre 4
Analyse des données en recherche qualitative

Ce chapitre a pour objet l'analyse des données en recherche qualitative . Il commence par le rappel du glossaire des concepts couramment utilisés dans les thèmes employés en recherche qualitative. Elle se poursuit par la définition de l'analyse qualitative, présente les principes d'analyse des données qualitatives, ensuite les options qui peuvent se présenter devant nous quand nous voulons analyser. Et ce chapitre se termine par les différentes étapes pour procéder à l'analyse des données qualitatives.

IV.1. Rappel du glossaire des concepts en recherche qualitative

Il est question des concepts de croyance, de valeur, de l'attitude, de comportement, de perception, de l'opinion, de la connaissance et de la pratique.

1. La croyance

La croyance est une conviction que quelque chose est vrai ou réel. C'est aussi une adhésion de l'esprit qui, sans être entièrement rationnelle, exclut le doute et comporte une part de conviction personnelle, de persuasion intime [1, 2]. La croyance est plus facilement modifiable que les valeurs.

Par exemple : *Anselme croit que marcher chaque jour avant de prendre le bus prend trop de temps ; cette croyance va influer sur son attitude envers la marche.*

Par exemple : *je crois que tous les peuples sont égaux.*

Que dire du concept valeur?

2. La valeur

C'est la mesure de l'importance que quelqu'un attache à quelque chose ; fondamentaux qui orientent les comportements des acteurs et des groupes dans chaque société. Nos valeurs reflètent la manière avec laquelle nous vivons notre vie. Elle correspond aux principes qui orientent l'action d'un individu, d'un groupe ou d'une organisation en société [3]. Les valeurs sont plus ancrées que les attitudes et les croyances et plus difficiles à changer, surtout à court terme. C'est donc une combinaison des facteurs (croyance, attitudes, valeurs et habileté perçues). Les valeurs rassemblent les idéaux auxquels les membres d'une société adhèrent [4].

Il y a aussi le concept attitude à expliciter.

3. L'attitude

C'est un jugement, une évaluation envers une certaine catégorie d'objets, de personnes ou de situations. C'est une disposition interne, déterminée par l'expérience, qui pousse l'individu à constamment réagir de la même manière (positivement ou négativement) à l'égard d'une personne, d'un objet ou d'une situation [5]. C'est la manière par laquelle quelqu'un exprime sa croyance et ses valeurs, et il l'exprime par ses mots et son comportement. C'est la situation dans laquelle quelqu'un se maintient à l'égard du phénomène sous étude. Elle peut prendre une forme cognitive ou affective. Elle se mesure par l'échelle de Likert qui la classe en attitude positive et en attitude négative.

Que retenir du comportement?

4. Le comportement

C'est un terme général qui couvre toutes les actions physiques des individus. C'est une manière d'agir, de réagir, de se conduire, en réponse à des interactions humaines ou sociales, ou des phénomènes extérieurs ou des pensées [6]. Les comportements peuvent être conscients ou inconscients et sont influencés par plusieurs facteurs [7].

La perception est évoquée au point suivant.

5. La perception

La perception est un regard porté sur quelque chose. Elle est l'activité par laquelle un sujet fait l'expérience d'objets ou de propriétés présentes dans son environnement, activité qui repose habituellement sur des informations délivrées par les organes de sens.

La perception de la maladie est son interprétation subjective en rapport avec la culture et la compréhension des soins dans les services de santé. Elle désigne la manière dont les populations se représentent ou comprennent la maladie. Elle prend en compte une évaluation des symptômes de la maladie, leur signification pour l'individu, son impact perçu sur la vie quotidienne, la perception de sa durée et de sa gravité et la perception de l'origine supposée de la maladie, origine qui peut être naturelle ou surnaturelle (spirituelle, malédiction, mauvais sort jeté…) [8].

Il y a aussi l'opinion.

6. Opinion

Du latin : *Opinari* (avoir dans l'idée, croire que). Souvent prise comme le degré le plus bas du savoir, l'opinion ou doxa est une croyance adoptée sans examen critique. L'opinion peut alors être légitimée comme un avis provisoire qu'on adopte par défaut en l'absence d'une meilleure solution [9].

Il existe une certaine hiérarchie psychosociale avec ces concepts utilisés fréquemment en recherche qualitative définis dans ce glossaire. Ils révèlent en quelque sorte les principes fondamentaux qui guident les comportements et les attitudes. [3, 10, 11]. Cette hiérarchie est reprise dans le schéma ci-après.

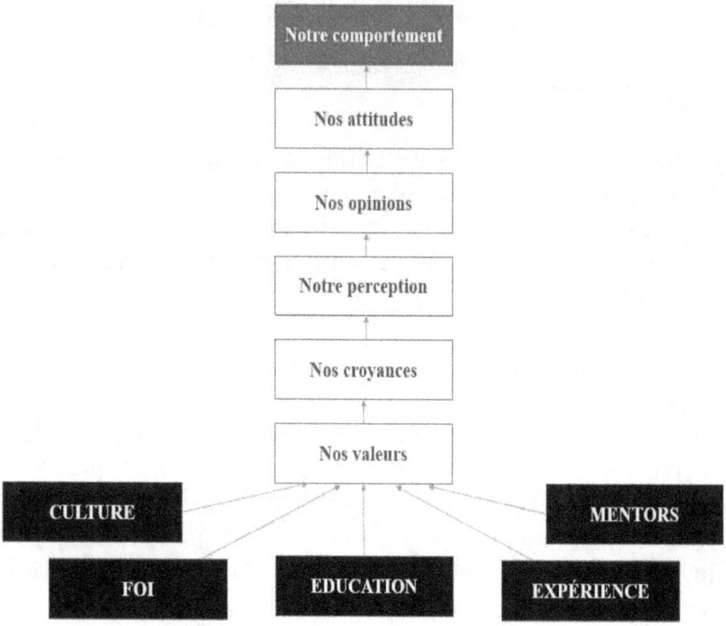

Figure n° 1. *Hiérarchie des concepts en recherche qualitative.* ([3, 10, 11]. Modifié par l'auteur)

Les concepts plus abstraits et fondamentaux (nos pensées et nos ressentis) influencent les concepts plus spécifiques et visibles (notre façon d'agir). C'est-à-dire que les valeurs influencent les croyances, qui à leur tour influencent la perception, les opinions, les attitudes et enfin les comportements.

Les lignes ci-dessous portent sur la connaissance.

7. Connaissance

La connaissance est l'action, le fait de comprendre, de posséder les propriétés, les caractéristiques, les traits spécifiques de quelque chose ou d'un phénomène sous étude [12]. C'est aussi l'acte de l'esprit par lequel on se représente, définit ou comprend un objet, une idée, une notion que l'on a d'une personne ou d'une chose, une représentation que l'on s'en fait. Ce que l'on apprend par l'étude, l'expérience ou par tout autre moyen d'information [13]. De manière plus large, la connaissance est aussi exprimée comme la teneur de la pensée qui reflète le caractère de la cible étudiée [14]. Il est important d'opérationnaliser la mesure de la connaissance.

Que dire de la pratique ?

8. Pratique

Le terme "pratiques" fait référence à un ensemble d'actions, de comportements et de rituels qui sont ancrés dans des contextes culturels et sociaux spécifiques [15]. C'est une activité qui vise à appliquer une théorie. C'est le fait d'exercer une activité particulière, de mettre en œuvre les règles, les principes d'un art ou d'une technique. C'est le comportement habituel d'un individu ou d'un groupe [16]. La pratique est relative à ce qui est orienté vers l'action ou son application, plutôt que la théorie seule [17].

Il convient de définir l'analyse des données qualitatives dans les pages qui suivent.

IV.2. Définitions de l'analyse des données qualitatives
L'analyse des données qualitatives est un processus qui implique un effort explicite d'identifier les thèmes, de construire les hypothèses (idées) telles qu'elles émergent des données ainsi que de clarifier les liens entre les données, les thèmes et les hypothèses conséquentes.

L'analyse des données en recherche qualitative consiste en l'organisation, au management et à l'évaluation des données collectées et à tirer les informations, les inférences ou les conclusions reliées à la question de recherche ou au problème de recherche. L'analyse transforme les données brutes en de nouvelles compréhensions, théories et déclarations… [18].

C'est un processus systématique permettant de transformer les données non structurées en une représentation compréhensible.

L'analyse décrit le matériel d'enquête et en étudie la signification. [19].

Pour les Anthropologistes sociaux dont Van Manen [20] cité par Milles et Huberman « La première tâche analytique est de découvrir et d'expliquer les façons dont les gens dans un contexte (travail) particulier en viennent à comprendre leur situation quotidienne, à en rendre compte, à agir sur elle ou au moins à la gérer. » [21].

Quels sont les principes d'analyse des données qualitatives ?

IV.3. Les principes d'analyse des données qualitatives

En recherche qualitative, les principes d'analyse sont similaires aux principes d'analyse quantitative, mais les procédures et la présentation des résultats diffèrent. Un des principes est que l'on commence par décrire l'échantillon, puis procéder au regroupement thématique en synthétisant les données.

En recherche qualitative, la logique du protocole détermine l'échantillonnage et le protocole n'est pas fermé, il peut être approfondi ; l'analyse est continue. La collecte et l'analyse des données sont simultanées, l'analyse génère dès le début des concepts et des catégories. Il est important de tenir en compte le contexte pendant l'analyse. L'analyse en recherche qualitative commence par une déconstruction des données et termine par une construction d'analyse ou de théorie [22].

Comment traiter les données qualitatives ?

IV.4. Traitement des données qualitatives

Le traitement des informations qualitatives peut être réalisé d'un point de vue sémantique ou par un logiciel informatique [23]. Pour les traitements sémantiques, le processus d'analyse se fait à la main selon l'analyse de contenu. Utilisant le processus d'approximations successives, l'analyse sémantique examine la signification des idées émises ou des mots. Cette approche traditionnelle est celle qui est souvent suivie dans les études faites par les professionnels [24]. Bien au contraire, les traitements dits statistiques sont effectués sur ordinateur utilisant les logiciels de traitement des textes.

IV. 4.1. Analyse empirique ou sémantique

L'analyse traditionnelle est organisée de façon empirique [25]. L'analyse empirique se base sur une compréhension profonde des données et sur un processus itératif entre les données collectées et l'analyse. Plus le chercheur pénètre les verbatim, plus il est capable d'en comprendre la signification.

L'analyse empirique utilise une démarche en 4 étapes : une étape analytique (étude en profondeur des sous-catégories), une étape synthétique (mise en évidence des idées centrales et des catégories), une étape explicative (recherche des facteurs explicatifs et des critères relationnels entre les catégories et les sous-catégories) et une étape d'évaluation [26].

Les règles de l'analyse empirique [27].

1. *Lire et relire le verbatim*
2. *Mettre toute son énergie à comprendre ce que les répondants font, disent ou veulent dire.*
3. *Se mettre dans la peau des participants comme si on épousait leurs idées.*
4. *Rester le plus près possible des mots et des phrases des interviewés sans les traduire dans son propre langage.*
5. *Se mettre en garde contre ses préjugés et laisser de côté ses convictions personnelles, afin de ne pas biaiser l'analyse.*
6. *Mettre en évidence les contradictions apparentes (on dit blanc et noir à la fois) et chercher à les élucider à partir des propos du répondant.*
7. *Prendre de la distance face aux informations qui plaisent ou déplaisent en les critiquant et en expliquant pourquoi.*

L'étape analytique permet d'atteindre en profondeur les idées de base (les sous-catégories). Cette étape vient après le codage afin d'étudier la relation entre les idées qu'elle contient. Elle réexamine les données, les phrases, les morceaux des phrases et

les idées qu'elles contiennent. Elle prend en compte les convergences et les divergences, sous-catégorie par sous-catégorie.
La deuxième étape, qui est l'étape synthétique, examine quant à elle les idées maitresses et les catégories centrales (ou concepts, variables, construits). Dans ce processus, il s'agit de classer leurs caractéristiques (les composantes à expliquer) ou leur cause (les composantes explicatives), de leur contexte (les composantes standards de situation et de temps) et des conséquences qui en sont issues. L'objectif est de sélectionner les dimensions clés en réduisant la masse d'informations (les sous-catégories), en reliant le particulier au général, en fusionnant les variables qui ont des différences de forme, en organisant des données de base et en les décomposant.
Ensuite, la troisième étape est une étape qui recherche les facteurs explicatifs et la validation des relations. Elle examine si les différentes composantes (catégories) varient dans le même sens (relation positive) ou dans le sens contraire (relation négative). Elle recherche si l'influence s'exerce de façon unique ou de manière réciproque (dans les deux sens). Elle examine si les composantes explicatives disposent d'un poids égal (effet additif), si elles se manifestent en même temps, elles sont reliées entre-elles (effet interactif), si elles agissent comme des médiateurs (effet médiateur) ou si elles accroissent ou réduisent leur rôle (effet modérateur). Si la démarche est du type inductif, toutes les données sont produites à partir du terrain.
Enfin, la dernière étape est celle de l'évaluation des idées maitresses et des facteurs influençant. Elle peut être menée à partir des données de terrain (méthode inductive) ou élaborée à partir des hypothèses de départ (méthode déductive).
Il y a aussi le traitement des données par logiciel informatique.

III.4.2. Traitement des données par logiciel informatique

Le traitement par ordinateur code et traite les données qualitatives à l'aide de logiciels spécifiques. Les informations (en général les mots plus que les phrases) sont codées informatiquement. Le sens des interviews ou des observations est mis en évidence à l'aide du logiciel QACDAS (Computer-Assisted Qualitative Data Analysis Software) [28].

Dans certaines études qualitatives, plusieurs sources et techniques de collecte de données peuvent être exploitées en même temps. Ceci est un avantage, car cela rend possible la triangulation qui est une stratégie d'augmentation de validité de la Recherche qualitative.
La recherche qualitative recourt aux stratégies de mise en commun (matrices, diagrammes, graphiques, etc.). Ces stratégies de mise en commun des données permettent de relier : les sources et informations données par chaque source, les causes et conséquences, les problèmes et leurs conséquences. Il faut lier les informations aux données des autres, rechercher des informations additionnelles. Chercher à identifier les similitudes, les discordances et même des idées qui se complètent. Ensuite, tirer des conclusions, sans quitter l'objectif du travail (article, mémoire ou thèse).
La suite des principes est à consulter dans les différentes étapes pour analyser les données qualitatives. Quelles sont les options pour l'analyse des données qualitatives ?

IV.5. Les options pour l'analyse des données qualitatives

En guise d'options qui se présentent pour analyser les données en recherche qualitative, voici un exercice introductif qui fait réfléchir sur comment aborder la question :

Exercice

Données : pour les différents articles suivants : vélo, motos, ballon, bracelet en tissu, téléphone, costume.

Question : quels sont les liens et les différentes manières de les catégoriser ?

Selon le contexte d'utilisation ou les objectifs d'analyse, on peut avoir :

- Par catégorie d'utilisation, on distingue :
    - ✓ Les articles pour le transport : vélo, motos
    - ✓ Les articles pour les loisirs : ballon,
    - ✓ Les accessoires : bracelet en tissu, téléphone
    - ✓ Vêtements : costume

- ❖ Par la nature de l'article ou de la matière constituante, on distingue :
  - ✓ Textile : costume, bracelet en tissu
  - ✓ Métal/plastique : vélo, motos, téléphone
  - ✓ Caoutchouc : ballon
- ❖ Par types de mouvement réalisables par l'article :
  - ✓ Mouvement actif : vélo, motos, ballon
  - ✓ Stationnaire : costume, bracelet en tissus, téléphone.

Les différentes options d'analyse correspondent à chaque proposition suivante :

Analyser, c'est réarranger en différentes catégories, comme dans l'exercice ;

Analyser, c'est réduire en petits messages ;

Analyser, c'est réinterpréter en tenant compte de plusieurs données ;

Ainsi, analyser, c'est différent de résumer.

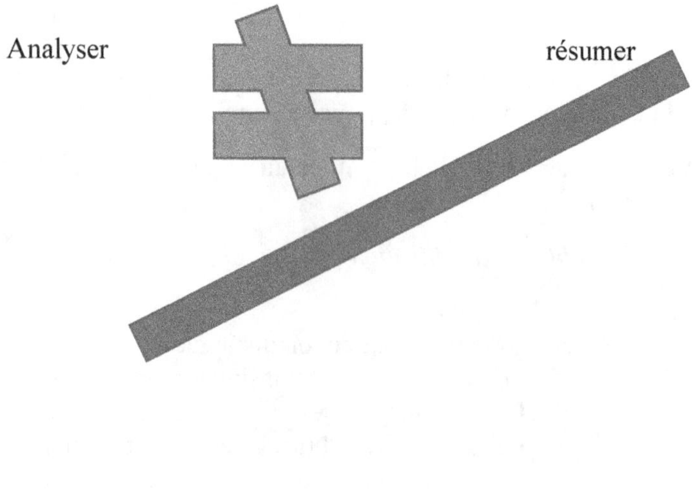

IV/5.1. Option d'analyse N°1 : Réarrangement des données qualitatives en différentes catégories

Tableau n⁰ 1 : Base des données brutes

H12

	A	B	C	D	E	F
1	**Nom**	**Sexe**	**Age**	**Autonomie**	**Besoins**	**Solutions**
2	A	F	20		BB	S
3	B	M	24		B	
4	C	M	30	A		S
5	D	F	40	AA	BB	
6	E	M	16			S
7	F	M	42	AA		
8	G	F	33	A	B	S
9	J	M	22			
10	K	F	18		BB	S

Pour ce tableau n⁰1, qui constitue une base des donnés on peut juste décrire les données en présence. *(Tjard de C. Buning, Dielman M, et l'Auteur)*

Tableau n⁰ 2 : Données réarrangées selon la variable « Autonomie »

	A	B	C	D	E	F
1	**Nom**	**Sexe**	**Age**	**Autonomie**	**Besoins**	**Solutions**
2	D	F	40	AA	BB	
3	F	M	42	AA		
4	G	F	33	A	B	S
5	C	M	30	A		S
6	A	F	20		BB	S
7	K	F	18		BB	S
8	B	M	24		B	
9	E	M	16			S
10	J	M	22			

Dans ce tableau n^{0} 2, après avoir réarrangé les données selon la variable autonomie, nous lisons que les personnes les plus âgées sont les plus autonomes. *(Tjard de C. Buning, Dielman M, et l'Auteur)*

Interprétation : L'autonomie augmente avec l'âge.

Tableau N° 3 : Données réarrangées selon la variable « Besoins »

	A	B	C	D	E	F
1	**Nom**	**Sexe**	**Age**	**Autonomie**	**Besoins**	**Solutions**
2	A	F	20		BB	S
3	K	F	18		BB	S
4	D	F	40	AA	BB	
5	G	F	33	A	B	S
6	B	M	24		B	
7	C	M	30	A		S
8	E	M	16			S
9	F	M	42	AA		
10	J	M	22			

Dans ce tableau n°3, après avoir réarrangé les données selon la variable « Besoins » nous lisons que les femmes présentent plus des besoins. *(Tjard de C. Buning, Dielman M, et l'Auteur)*

Tableau n°4 : Données réarrangées selon la variable « Solutions »

G3

	A	B	C	D	E	F
1	Nom	Sexe	Age	Autonomie	Besoins	Solutions
2	A	F	20		BB	S
3	K	F	18		BB	S
4	G	F	33	A	B	S
5	C	M	30	A		S
6	E	M	16			S
7	D	F	40	AA	BB	
8	B	M	24		B	
9	F	M	42	AA		
10	J	M	22			

Dans ce tableau n°4, après avoir réarrangé les données selon la variable « solution », nous lisons que les soluti ons données ne sont liées ni à l'âge, ni au sexe. *(Tjard de C. Buning, Dielman M, et l'auteur)*

La question à se poser à la suite de cette résolution est la suivante : quelle lecture descriptive et par la suite interprétative faisons-nous de ces quatre tableaux ? (Tableau 1,2,3 et 4) Quand on réarrange les données en catégories, on peut voir les réalités sortir et on peut y découvrir les différences, les convergences ou les divergences entre les variables.

IV. 5.2. Option d'analyse N°2 : Réduction des données

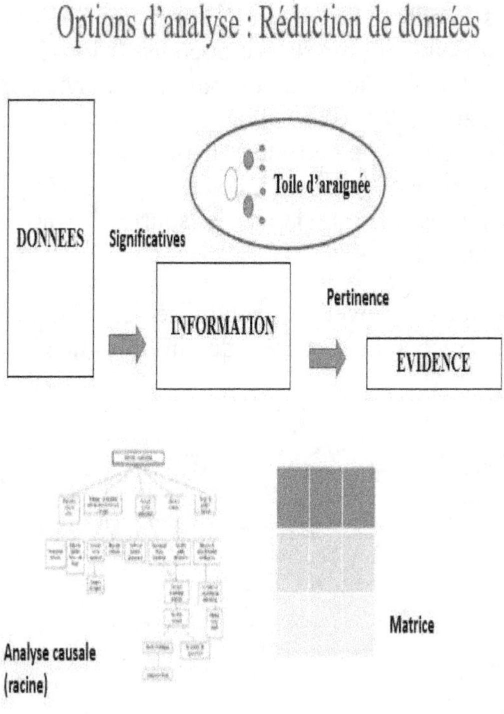

Figure n°2 : Réduction des données (Tjard de C. Buning, Dielman M, et l'auteur)

Les données collectées du terrain sont analysées pour sortir les données significatives, desquelles on tire les informations pertinentes et qui deviennent des évidences. Ces analyses se font par toile d'araignée (figure n°3), par analyse causale (figure n° 5) ou par matrice (figure n° 6).

A. Réduction des données par toile d'araignée

La toile d'araignée est une méthode d'analyse par arrangement des données. Au premier niveau, on a les concepts principaux liés à d'autres (figure n°3) : création d'une toile d'araignée, exemple : la classification des animaux en sous-groupes (figure n°3) :

- Les reptiles : le serpent, l'araignée, le crocodile, le scorpion, le lézard, la scolopendre, le caméléon.
- Les félidés : le lion, le chat, la panthère, le tigre, le léopard.
- Les oiseaux : le perroquet, le pigeon.
- Les canidés : le chien, le loup.
- Les rongeurs : le lapin, la souris, le rat, le cobaye, l'écureuil.

Ces sous-groupes peuvent se subdiviser en d'autres selon les informations recherchées et créer de multiples liens.

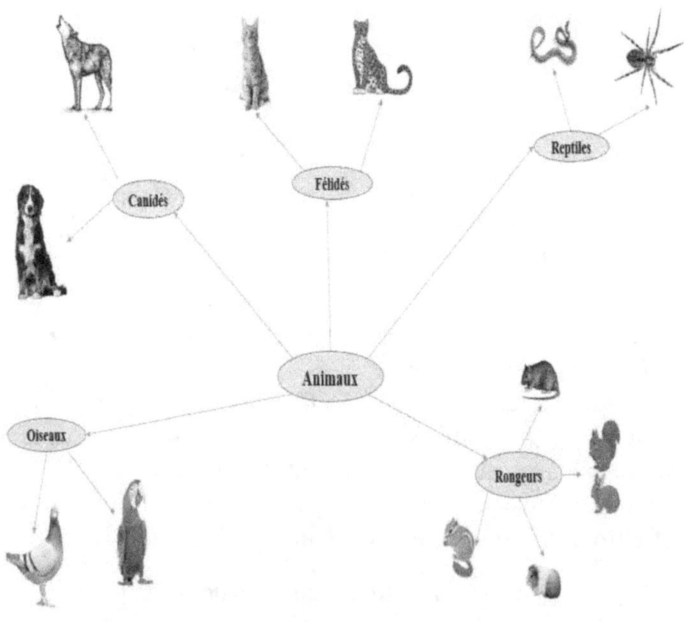

Figure n°3. : Toile d'araignée, classification des animaux (Tjard de C. Buning, Dielman M, et l'auteur)

B. Réduction des données par analyse causale

Dans l'analyse des causes, la relation existante est celle entre les problèmes et les causes des problèmes pour arriver à prendre des décisions.

L'analyse de cause de racine (*ACR* ou *Root cause analysis* en anglais) est une procédure de résolution de problème qui part d'un constat notant qu'il est plus difficile de traiter les origines d'un problème que d'en traiter les conséquences immédiates. En effet, l'examen des origines d'un problème permet de trouver une solution définitive et donc d'empêcher que ce problème ne puisse se reproduire. L'ACR est un processus d'analyse itérative de progrès continu.

Comment cheminer dans l'interrogatoire avec « pourquoi ? » pour trouver la relation de cause à problème.

Voici l'exemple d'un transcrit sur lequel on doit effectuer l'analyse causale.

Pourquoi les femmes sont-elles en général les plus touchées par le VIH que les hommes ? Les réponses au « pourquoi » sont trouvées dans les données collectées (transcrit) comme le montre le schéma ci-dessus. Ça signifie la causalité à plusieurs niveaux (figure n° 5).

Le cours de l'épidémie de VIH/SIDA-pandémie et son impact sur les femmes, en particulier en Afrique sub-saharienne, soulève de graves préoccupations. Les femmes sont en général plus touchées par le VIH/SIDA que les hommes.

Elles sont plus sensibles à la transmission du VIH en raison de leur physiologie (la façon dont leur corps est constitué), de la balance de force sociale et de la dépendance économique.

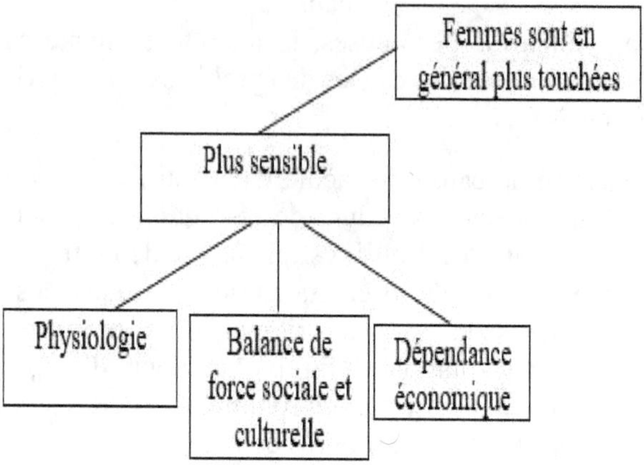

Figure n°5. : Analyse causale (Tjard de C. Buning, Dielman M, et l'auteur)

C. Réduction des données par matrice

La construction d'une matrice d'analyse

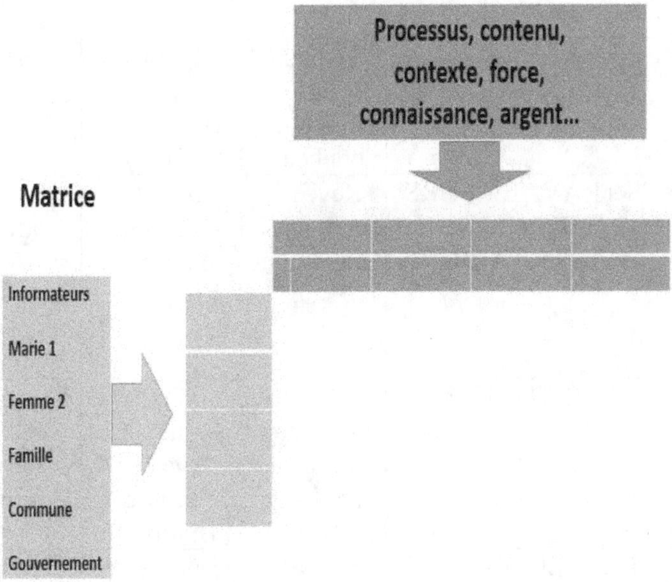

Figure n°6 : Construction d'une matrice d'analyse. (Tjard de C. Buning, Dielman M, et l'auteur)

Les répondants sont placés en abscisse (en ligne) et les variables (codes, étiquettes) en ordonnée au regard des réponses correspondant à chaque répondant (figure n°6). Concernant la lecture de la matrice, on va décrire par colonne les réponses de chaque correspondant pour identifier les réponses similaires ou convergentes et puis les réponses contraires ou divergentes.

Le tableau ci-dessous reprend une matrice plus élaborée où chaque réponse est inscrite au regard du répondant concerné en fonction des codes ou des variables (tableau n°5).

Respect pour	Le bien-être (Santé et bonheur)	AUTONOMIE (Liberté et choix)	JUSTICE (Justice)
LES TRAVAILLEURS DE L'INDUSTRIE ALIMENTAIRE	Revenus et bonnes conditions de travail	Liberté d'action	Lois et pratiques du commerce équitable
LES CITOYENS	Sécurité alimentaire et bonne qualité de vie	Choix démocratique et éclairé (informé)	Disponibilité de la nourriture accessible
LES FERMIERS	Bien-être animal ou le bonheur des animaux	Liberté de comportement	Valeur intrinsèque
LES ENVIRONNEMENTALISTES	Conservation de la nature	Maintien de la biodiversité	Durabilité

Tableau n° 5 : Matrice d'analyse finie. (Tjard de C. Buning, Dielman M, et l'auteur)

Notez que le choix de chaque option d'analyse dépend de ce que vous voulez :

- La toile d'araignée permet de voir le plus loin possible.
- La matrice est importante pour voir les nouvelles idées, on l'utilise quand les relations ne sont pas claires et on la construit pour trouver les contrastes ou les

divergences et les similarités entre les réponses données.

- L'arbre d'analyse permet de voir les causes des problèmes pour formuler les solutions adéquates et les recommandations.
- Attention, ne pas oublier pendant l'interview de demander aux différents répondants les solutions possibles aux problèmes posés. Le chercheur doit discuter de ce qu'il apprend de la matrice.

Les lignes ci-dessous portent sur les différentes étapes de l'analyse des données qualitatives.

IV.6. Les différentes étapes de l'analyse des données qualitatives

Les différentes étapes de traitement et d'analyse des données qualitatives sont les suivantes :

- La transcription de données
- La familiarisation
- La codification
- Le développement d'un cadre d'analyse
- Le développement d'une matrice d'analyse
- La description et l'interprétation de données
- La rédaction de la synthèse

IV. 6.1. 1re étape, la retranscription des données qualitatives

La retranscription des données qualitatives consiste à écouter attentivement les enregistrements pour en reproduire le contenu. Les retranscriptions sont réalisées de manière littérale et complète, sans résumer, tout en suivant un format uniforme pour chaque transcrit. Les personnes chargées de la retranscription doivent veiller à ce que tous les documents retranscrits soient formatés de manière uniforme.

Puisque le contenu des entretiens, observations ou discussions de groupe est au cœur de l'analyse, il est important d'inclure, outre les réponses des participants, les pauses prolongées, les interruptions, ainsi que les éléments de communication non verbale (sourires, expressions faciales, gestes). Pour garantir la qualité des données retranscrites, il est nécessaire de vérifier les transcriptions en réécoutant les enregistrements tout en les lisant. Enfin, il est recommandé d'ajouter aux retranscriptions les notes prises pendant et juste après les entretiens, notamment celles concernant le contexte ou les éléments relevés après l'arrêt de l'enregistrement.

L'étape de transcription des données qualitatives organise les données d'enquête sous une forme directement analysable. Il est plus opportun de mettre les données par écrit pour une meilleure lecture et une meilleure traçabilité plutôt que le traitement des enregistrements audios ou vidéos [23, 29].

Que retenir sur la familiarisation avec les données ?

IV.6.2. 2e étape, la familiarisation avec les données

Les analystes dans l'équipe passent en revue chaque transcription en détail, en la relisant plusieurs fois et en écoutant l'enregistrement audio correspondant, afin de bien s'approprier de l'ensemble des données.

Ils ajoutent leurs premières observations en marge des transcriptions, par exemple lorsqu'un participant exprime un point de vue particulièrement significatif ou contraire à celui des autres. Cette phase de familiarisation, à travers la lecture et la prise de notes, permet aux analystes de s'orienter efficacement à travers de nombreuses pages de documents à feuilleter.

Il y a aussi la codification des données à signaler.

IV.6.3. 3e étape, la codification des données

La catégorisation des données débute par la confection d'un guide de codification (coding scheme), en évoluant de manière suivante : les analystes repèrent et soulignent les segments de texte pertinents, puis utilisent la marge gauche pour attribuer à chaque passage une étiquette ou un code décrivant son contenu. Ce segment peut se limiter à un mot, inclure plusieurs mots, une partie de phrase, une phrase entière ou un paragraphe.

Les analystes examinent en comparant leur proposition de code, obtiennent un consensus pour chaque contenu de code, en constituant ainsi le guide de codification.

La codification des transcriptions

Les analystes se basent sur ce guide de codification et lisent tous les transcrits en soulignant les segments de texte pertinents et les associant à des codes en fonction de leur signification, tout en prenant des notes. Le chercheur dispose de deux options pour la codification : une approche hypothético-déductive et/ou une approche inductive.

Dans l'approche hypothético-déductive, les catégories sont définies à l'avance, c'est-à-dire que le cadre théorique a été conçu par des auteurs avant cette analyse. En revanche, pour l'approche inductive, les catégories ne sont pas prédéterminées, elles émergent des résultats, ce qui permet au chercheur de générer un nouveau cadre théorique. La codification est l'une des étapes clés de l'analyse des données qualitatives.

Codes/Etiquettes		**Participant 31 : Médecin Généraliste 5**	Notes et idées
			Soins centrés sur la famille ;
Rôle	154	Je pense, parfois je pense encore une fois que le la pédiatrie a plus en commun	modèle holistique versus
professionnel	155	En médecine générale que la plupart des spécialistes, mais évidemment en médecine générale	maladie ;1'contre 2' soins
	156	entrainez-vous à regarder la personne dans son ensemble, pas seulement la maladie et	
Lieu et espace	157	Evidemment, le pédiatre de bonne qualité le fait et si vous êtes	Local = plus holistique –
	158	en voyant des gens plus près de chez eux, alors que vous pouvez voir, vous	Familles dans leur environnement
Lieu et espace ;	159	savez qu'un service ambulatoire est éloigné et je ne dis pas	et non médecins ; plus détendus ;
Expérience de	160	c'est inhumain mais si vous êtes dans un environnement dans lequel	changement de pouvoir ?
Patient	161	vous êtes à l'aise, tu vas être détendu, tu seras plus honnête et	
	162	ouvert et donne des réponses de meilleure qualité, surtout s'il y a des réseaux sociaux	L'expérience diffère selon le
Soins primaires-	163	Problèmes. Ce serait bien que les consultants soient, vous savez, reconnus	contexte – impact sur la
secondaires	164	Dans un certain domaine et je pense qu'ils l'apprécieraient également. Donc	consultation/les résultats ?
	165	Non, je pense que les soins pourraient évidemment se détériorer en	Construction consultant en tant
Qualité des	166	Termes de dossiers, car évidemment, si le consultant n'a pas	que détaché ?
soins	167	les notes, c'est un désastre, donc je ne sais pas à quoi ressemblerait la configuration	Les notes, la technologie et les
	168	informatique ce serait, vous savez évidemment que si le consultant peut accéder	systèmes informatiques affectent
Technologie	169	aux notes à distance, quoi que vous prévoyiez, ce serait très, très	la qualité des soins, les risques
	170	Important	

Figure n°7 : Codification des transcriptions (Éric MAFUTA et l'auteur)

Les pages suivantes rappellent l'élaboration d'un cadre d'analyse.

IV.6.4. 4e étape, élaboration d'un cadre d'analyse

Les analystes examinent les codes proposés, s'accordent sur leur contenu et formulent une définition opérationnelle pour chaque code. Ils testent ensuite ce guide de codification en appliquant les codes à trois ou quatre transcriptions chacun.

Ils discutent, trouvent un consensus, puis créent des catégories en regroupant les codes ayant des contenus similaires ou en s'appuyant sur des connaissances existantes. Chaque catégorie de réponses est ensuite associée à un ou plusieurs thèmes qui apportent une compréhension plus approfondie des données.

CODE	DESCRIPTION
Pratiques de travail	
Rôle professionnel	Perception de son propre rôle ou de celui des autres, y compris l'autonomisation, la fierté professionnelle, Mise en service de médecins généralistes, médecins généralistes avec intérêt particulier (MGaIP)
Relation entre les soins primaires et secondaires	Barrières, gap, avantages et inconvénients, relations professionnelles.
Transfert des connaissances et des compétences	Éducation, information, explications, enseignement, formation (étudiants, médecins, MGaIP)
Rejoindre le travail	Cas de collaboration dans deux ou plusieurs disciplines différentes, travaillant à travers les secteurs des soins de santé.
Changements dans les pratiques professionnelles	Impact/résultat en termes de changements dans les pratiques professionnelles (par exemple : Cliniques de samedi), de

	changements dans la charge de travail des cliniciens, du voyage des consultants.
Philosophie des soins	
Idéologie des soins proches du domicile (CCTH)	Attitude envers un agenda plus proche du domicile et un modèle de clinique satellite.
Approche centrée sur le patient	Approches bio psychosociales et holistiques, opportunités de promotion de la santé, choix du patient.
Équivalence aux soins hospitaliers	Comparaison avec l'hôpital, par exemple : essayer de correspondre aux standards de soins.
Équité dans la prestation de service	Répartition des services, équité dans l'accès aux services, loterie des codes postaux, répartition de services.

Tableau n° 6 : Élaboration d'un cadre d'analyse. (Éric MAFUTA et l'auteur)

Il y a aussi l'étape de l' application du cadre d'analyse.

III.6.5. 5e étape, application du cadre d'analyse

Après avoir importé les données dans un logiciel d'analyse qualitative, les analystes appliquent le cadre de travail ou le guide de codification pour coder chaque transcription. Cela peut être fait manuellement ou à l'aide d'un logiciel informatique spécialisé, tel que CAQDAS : Nvivo (QSR Nudist : Qualitative Software Research Non-numerical Unstructured Data Indexing Searching and Theorysing), Atlas-ti ou MAXQDA.

Les analystes vont lire chaque transcrit, ensuite sélectionnent de manière systématique les segments de texte et attachent le code adéquat, comme l'illustre la figure n°8 portant sur l'application du cadre d'analyse.

Participant #29 (Exécutif 5)
Pensez-vous donc que l'accès serait plus facile que pour les personnes vivant en
milieu communautaire ?
Ouais, je veux dire, bien sûr que ce serait le cas. Bien sûr, ce serait. Mais, mais
cela nous ramène à ce que je disais auparavant, quoi, quoi
Idéalement, ce que vous essayez de faire avec l'accès est d'améliorer l'accès, donc
Si vous transférez simplement une clinique d'un cadre hospitalier à un cadre
communautaire, vous améliorez l'accès pour certaines personnes
Et le réduirez pour d'autres. Tu sais idéalement ce que tu essaies
de faire, c'est de compléter et de le supplémenter, donc vous savez, vous pouvez
Avoir certains services qui sont dans un hôpital, mais vous aussi
allez reproduire quelques-unes de ces opportunités et accès dans une communauté-
Mais faire cela couterait potentiellement couter, couter, des ressources, donc
Vous voyez, est-ce que c'est rentable de le faire ? je pense que c'est juste,
J'y pense sans cesse, mais c'est le gros problème, je pense que
nous n'avons pas vraiment réfléchi en ce qui concerne les soins proches de domicile.
Cela fera partie d'une image beaucoup plus grande autour du type des soins auto-administrés
et gérés, car si ce n'est pas le cas, ce sera plus
Cher.

Equité dans la prestation de service

Idéologie des soins proches de domicile

Figure n°8. Application du cadre d'analyse. *(Éric MAFUTA et l'auteur)*

Il ne faut pas oublier le résumé des données dans une matrice analytique.

IV.6.6. 6e étape, résumé des données dans une matrice analytique

Après avoir utilisé le cadre d'analyse pour la codification, les données peuvent être placées et résumées dans une matrice analytique pour chaque code ou catégorie, en utilisant par exemple Microsoft Excel. Il est conseillé de créer une matrice distincte pour chaque catégorie ou thème.

La structuration de la matrice comprend en ligne (abscisse) les participants et les codes en colonnes (ordonnées). Il faut compléter la matrice en y incluant les verbatim et les citations significatives en support des synthèses.

	Idéologie des soins administrés à domicile	Approche centrée sur le patient	Équité dans la prestation de service[TM1]	Équivalence des soins hospitaliers
Gestionnaire 1	Le médecin généraliste n'a pas besoin d'être à l'hôpital ; avec la bonne infrastructure, les soins administrés à domicile ont du sens [p1, 24]	Besoin de fournir des services basés sur les besoins des familles ; pour le moment nous nous concentrons sur ce qui est plus facile pour nous. [p16, 467]	Pour certaines personnes, un hôpital de centre-ville agit comme les soins administrés à domicile plutôt que ne le fait une clinique dans la communauté [p620, 21]	Besoin d'insuffler confiance pour cela, ils reçoivent le même niveau de soins, mais les soins administrés à domicile [p2, 33].
Consultant 3	Les soins administrés à domicile sont une bonne recommandation : seuls les patients nécessitant les examens spécifiques	La préservation de l'établissement (hôpital), plutôt que les besoins de la population qu'ils servent		Faites comprendre aux patients qu'il s'agit exactement du même service que dans la clinique satellitaire, ils me voient (même consultant) [p1, 16]

	devraient se rendre à l'hôpital pour une consultation ambulatoire.	réellement, semble être l'intérêt prédominant. [p3, 69]		
Exécutif 3	Plus nous gardons les patients en soins ambulatoires, mieux c'est : nous ne voulons pas que les patients soient hospitalisés si ce n'est pas nécessaire [p1, 14]. Les soins administrés à domicile font partie d'une grande image autour des soins auto-administrés et autogérés. [p11, 350]			

Tableau n°7. Résumé des données dans une matrice analytique. *(Éric MAFUTA et l'auteur)*

Le tableau n°7 illustre une matrice d'analyse des données complètement construite. Au croisement de l'intersection (1,1) de la 1re colonne avec la 1re ligne se trouvent les propos du gestionnaire 1 concernant les soins administrés à domicile. Et s'il a eu des propos particulièrement illustratifs de la synthèse, ce sont ces propos qui figureront dans la citation. Et là où l'intersection est vide, c'est qu'aucun propos n'a été avancé par le répondant concerné. Ainsi, toutes les autres cases peuvent être interprétées de la même manière. Ensuite, il faudra relier les données avec les catégories ou les codes ressortis des données. Il faut dès lors interpréter les données.

IV.6.7. 7e étape, interprétation des données

Les thèmes et les catégories proviennent des données en lisant à travers la matrice, en identifiant les connexions dans les transcriptions et en établissant des liens entre les participants et les catégories. Ce processus est guidé par les objectifs de l'étude et aussi par les nouveaux concepts émergeant par induction des données.

L'analyste doit garder sa vision fixée sur les objectifs et les questions de recherche, surtout pendant l'interprétation des données. Il est nécessaire qu'au-delà de la description des réponses des participants, l'analyste développe les thèmes qui donnent des explications au contenu des données.

Contrairement à l'analyse de contenu, l'interprétation des résultats quant à elle produit une vision globale des données qui amène à éclairer et à compléter les conclusions partant des objectifs de l'étude [30, 31]. Il faudra rechercher des explications possibles et plausibles aux résultats.

Pendant qu'on est en train d'interpréter un thème de recherche, on doit se poser quelques questions dont : Qu'est-ce qu'on a trouvé ? S'attendait-on à ce qu'on a trouvé ? C'est sur quelle base ? Est-ce sur la base de la littérature ? Y a-t-il des résultats qui surprennent ? En quoi ces résultats sont différents ou en quoi sont-ils similaires au contenu de la littérature relative au même sujet ? [32].

Les sources d'information pour répondre à ces questions sont les notes personnelles/observations/articles et aussi votre attention accordée à tout le processus de recherche. À présent, ces informations vous aideront à lier les thèmes entre eux afin d'avoir une meilleure interprétation des résultats obtenus et du pourquoi ces résultats ont été obtenus ? À ce niveau d'analyse, il faudra échanger avec les autres chercheurs expérimentés dans ce domaine de recherche qualitative. Partant du jugement de l'analyste, l'interprétation synthétise les idées fortes provenant du terrain et le contexte ou la théorie dans lesquels elles s'inscrivent. Elle est à prendre comme un diagnostic progressif des solutions, considérant les détails fidèles des entrevues ou des observations et en décrivant les conséquences selon les choix stratégiques ou les concepts théoriques. Deux approches sont possibles : l'interprétation factuelle et l'interprétation subjective (créative) [31].

Interprétation factuelle

Cette interprétation est celle basée sur les faits et qui est en fait la suite de l'analyse de contenu [27, 33]. Cette analyse décrit par écrit la signification des données. Elle donne des commentaires dans les résultats concernant les points de vue des interviewés se basant sur les questions posées lors de l'enquête. Elle fait un examen des informations analysées et donne une classification en cherchant les plus et les moins, les forces et les faiblesses, les hypothèses vérifiées ou les hypothèses non valides [27, 34].

Interprétation subjective

L'interprétation subjective est celle basée sur l'action du chercheur qui fait partie des résultats au même titre que les données elles-mêmes. C'est-à-dire que la subjectivité constitue un atout plutôt qu'une limite [35, 36, 37]. Celle-ci cherche à améliorer la compréhension qu'on a des faits et à dire la vérité.

Une synthèse des premières données est rédigée, des déviations sont discutées, les comparaisons sont soulignées ainsi que les similitudes ou les divergences. Le chercheur est ensuite appelé à chercher les illustrations provenant des sources qui sous-tendent la synthèse en ajoutant les références du transcrit original.

Règles de l'interprétation [27]
En recherche qualitative, il existe des règles à suivre avec rigueur pour assurer la validité.

1. Les données doivent s'interpréter en fonction des objectifs et des questions de recherche de l'étude ;

2. Rechercher dans ses expériences passées et ses connaissances des pistes de réflexion ;

3. Les contextes dans lesquels les données ont été recueillies et les aspects socioculturels doivent être pris en compte lors de l'interprétation des résultats ;

3. Il est important que l'on se base sur la cohérence entre son interprétation et les données collectées ;

4. La vérification de la validité de l'interprétation des résultats doit être appuyée par l'utilisation de plusieurs sources de données.

5. Il est important de tenir compte des subtilités et de la richesse des données qualitatives en faisant attention aussi aux nuances soulevées par celles-ci.

6. Ne pas se laisser enfermer par les limites méthodologiques (pas de méthodolatrie, d'idolâtrie de la méthodologie)

7. Le processus de l'interprétation doit être documenté et toujours faire un argumentaire à l'issue des décisions prises.

8. L'interprétation doit tenir compte fidèlement des perspectives des participants (leur manière d'observer une situation ou un évènement).

9. La stratégie de la rigueur en recherche qualitative demande que les interprétations soient validées par d'autres chercheurs de l'équipe ou aussi par les participants.

Références

1. Albert BÉGUIN. (1939). *L'Âme romantique et le rêve : essai sur le romantisme allemand et la poésie française*, Edition, 2, revised. Publisher, J. Corti, p340
2. http://g3nutritiondiabete.org/site/wp-content/uploads/E.-Lec-Guide-Precede-Proceed.pdf
3. Rokeach, MILTON. (1973). *The Nature of Human Values*. New York : Free Press.
4. SCHWARTZ, S. H. (1992), "Universals in the content and structure of values: Theoretical advances and empirical tests in 20 countries". *Advances in Experimental Social Psychology*, 25, 1-65.
5. Office québécois de la langue française, *Le grand dictionnaire terminologique*, « Attitude », 2024, https://gdt.oqlf.gouv.qc.ca
6. https://www.scribd.com/document/780341274/STMG1B-SGN-cours-T1-ch2-synthese
7. Office québécois de la langue française, *Le grand dictionnaire terminologique*, « Comportement », 2024, https://gdt.oqlf.gouv.qc.ca
8. LEVENTHAL, H., BRISSETTE, I., & LEVENTHAL, E. A. (2003). "The common-sense model of self-regulation of health and illness." *In: Cameron LD, Leventhal H. (Eds.), The self-regulation of health and illness behaviour*. London : Routledge, pp. 42-65.
9. https://www.philomag.com/lexique/opinion
10. BANDURA, Albert. (1997). *Self-Efficacy: The Exercise of Control*. New York: W.H. Freeman and Company.
11. AJZEN, ICEK. (1991). "The Theory of Planned Behavior." *Organizational Behavior and Human Decision Processes*, 50(2), 179-211. DOI : 10.1016/0749-5978(91)90020-T

12. *Larousse*. « Définition de connaissance. » Larousse en ligne, consulté le 24/10/2024, sur https://www.larousse.fr/dictionnaires/francais/connaissance/18273#:~:text=1.,La%20connaissance%20de%20la%20nature.&text=2.,d%C3%A9finit%20la%20nature%20%3A%20Connaissance%20intuitive
13. https://www.cnrtl.fr/definition/academie9/connaissance
14. https://www.universalis.fr/encyclopedie/connaissance/
15. CERTEAU, M. (1984). *The Practice of Everyday Life*; Berkeley: University of California Press.
16. https://www.cnrtl.fr/definition/pratique
17. https://www.lalanguefrancaise.com/dictionnaire/definition/pratique
18. Immy HOLLOWAY. (2008), *A-Z of Qualitative Research in health care,* second edition, Blackwell Publishling,
19. KRIPPENDORFF, K. (2003). *Content analysis: An introduction to its methodology* (2nd ed.). Thousand Oaks, CA : Sage.
20. Van MANEN, J. (1979). *The fact of fiction in organizational ethnography.* Administrative Science Quarterly, 24, 539-611.
21. Matthew B. MILLES & HUBERMAN. (2003), *Analyse des données qualitatives*, 2ième édition ; De Boeck et Larcier s.a.,
22. MORTELMANS, T. (2009). *Handboek Kwalitatieve Onderzoeksmethoden*. Leuven, Belgium: Acco.
23. ANDRÉANI, J.-C., & CONCHON, F. (2001). *Les méthodes de recherche qualitative : Applications au marketing.* Paris : Economica. http://g3nutritiondiabete.org/site/wp-content/uploads/E.-Lec-Guide-Precede-Proceed.pdf
24. MORRISON, M., HALEY, E., SHEEHAN, K., & TAYLOR, R. E. (2002). *Using qualitative research in advertising: Strategies, techniques, and applications*. Thousand Oaks, CA : Sage.
25. EZZY D. (2003). *Qualitative Analysis: Practice and Innovation,* Routledge

26. https://shs.cairn.info/l-entretien-comprehensif-en-sociologie--9782200601157-page-93?lang=fr
27. https://www.academia.edu/6938970/METHODES_DANALYSE_ET_DINTERPRETATION_DES_ETUDES_QUALITATIVES_E
28. Nigel G. FIELDING; Raymond M. LEE (1998), *Computer Analysis and qualitative Research*, Sage Publications.
29. AUERBACH CF, SILVERSTEIN LB (2003), *Qualitative Data: An Introduction to Coding and Analysis, New York University Press*
30. https://prezi.com/p/qzfipaatydpd/methodes-danalyse-et-dinterpretation-des-etudes-qualitatives
31. https://www.scribd.com/document/780341274/STMG1B-SGN-cours-T1-ch2-synthese
32. https://es.scribd.com/document/701899858/TP3-POUTRE-PIPE-ENCASTREE-APDL
33. WOLCOTT HF (1994), *Transforming Qualitative Data: Description, Analysis and Interpretation*, Sage Publications, Thousand Oaks, CA.
34. BUBER, R., GADNER, J., & RICHARDS, L. (2004*). Applying Qualitative Methods to Marketing Management Research. Palgrave Macmillan*, https://www.scirp.org/reference/referencespapers?referenceid=3521175
35. DENZIN, N.K., LINCOLN Y.S., et Al (2005), *Handbook of Qualitative Research*, 3nd Edition Sage Publications, Thousand Oaks, CA
36. MUCHIELLI, A. (2003). *L'analyse qualitative en sciences humaines et sociales*. Paris : Armand Colin
37. SPIGGLE, S. (1994). "Analysis and Interpretation of Qualitative Data in Consumer Research." *Journal of Consumer Research*, 21(3), 491-503. DOI : 10.1086/209413

Chapitre 5
Les différentes approches d'analyse des données qualitatives

Ce chapitre présente plusieurs approches couramment utilisées pour l'analyse des données qualitatives, telles que l'analyse thématique (descriptive) inductive ou déductive, l'analyse de contenu, la phénoménologie descriptive ou analytique, ainsi que la théorie ancrée (Grounded Theory).

Il est important de souligner que l'analyse en recherche qualitative se réalise à deux niveaux : descriptif et interprétatif. L'analyse descriptive consiste à rapporter de manière systématique et objective les propos recueillis concernant l'objet de recherche. L'analyse interprétative, qui peut suivre cette première phase, vise à conceptualiser ou à théoriser les résultats. Elle intègre la subjectivité, l'expérience du chercheur, ainsi que ses connaissances issues de la littérature pour interpréter les données.

V.1. Analyse thématique

Définition

L'analyse thématique est la méthode qui sert au relevé et à la synthèse des thèmes présents dans un corpus. Le travail d'analyse thématique est présent dans tous les travaux de recherche qualitative. Elle peut se suffire à elle-même ou constituer une étape préliminaire précédant une phase de théorisation (conceptualisation, interprétation).

Pour Virginia Braun et Victoria Clarke : « *l'analyse thématique est une méthode qui permet d'identifier, d'organiser et de comprendre systématiquement les modèles de signification (thèmes) dans un ensemble de données. » L'identification de significations et d'expériences uniques et idiosyncrasiques trouvées uniquement à l'intérieur d'un seul élément de données n'est pas l'objet de l'analyse thématique* [1].

Afin d'arriver à une compréhension profonde de l'ampleur et de la diversité des points de vue examinés en situation collective, les chercheurs sont appelés à examiner les expériences, les perspectives et les récits des participants. Mais il est à noter que ce qui est commun n'est pas absolument significatif ou n'est pas important. L'importance des significations dans l'analyse thématique est en rapport avec l'objet particulier et la question de recherche explorée [2].

Avec l'analyse thématique, le chercheur arrive à identifier les files conductrices et les thèmes qui reviennent dans l'ensemble des données. En vue d'obtenir une compréhension avec nuance des phénomènes sous-études, le chercheur doit extraire et analyser les thèmes contenus dans le texte, ce qui permet de tirer des informations riches fondées sur le contexte. La découverte des thèmes, des concepts et des idées récurrentes implique une démarche de catégorisation et de codage des données [2].

L'objectif de l'analyse thématique

L'objectif poursuivi par l'analyse thématique est la compréhension profonde des expériences, des perspectives et des récits des participants par la découverte des modèles, des thèmes et des significations sous-jacentes des données qualitatives. [2].

Principes d'analyse thématique

La procédure de l'analyse thématique consiste à réduire les données après plusieurs lectures du corpus. C'est un processus méthodique de synthèse des discours qui utilise des thèmes pour organiser l'analyse ou la thématisation. Cette approche implique de se poser des questions clés telles que : qu'est-ce qui est essentiel dans ce discours ? De quoi parle-t-on précisément ? L'analyse thématique peut être employée seule ou en combinaison avec d'autres méthodes d'analyse ? [3] Cependant, la procédure a certaines exigences et/ou comporte des erreurs à ne pas commettre, dont [1] :

- Fournir des extraits de données avec peu ou pas d'analyse (pas d'interprétation des données quant à leur pertinence) ;
- L'utilisation des questions de collecte comme des thèmes est une autre erreur courante ;
- L'analyse peut ne pas convaincre si elle n'est pas cohérente ;
- Fournir un modèle qui ne soit pas basé sur les évidences trouvées dans la recherche.

Les fonctions de l'analyse thématique

Les deux fonctions de l'analyse thématique sont le repérage et la documentation. Le repérage consiste à identifier tous les thèmes pertinents en rapport avec les objectifs de la recherche dans le corpus sous examen. La documentation, quant à elle, consiste à montrer l'importance de certains thèmes dans le regroupement thématique, donc à identifier les thèmes récurrents et les groupes des thèmes, etc. [4]

Désignation des outils pour l'analyse ou unités d'analyse

Les mots pour désigner les « outils » pour l'analyse sont les thèmes, les codes et les catégories. Le thème est utilisé dans l'analyse thématique et dans l'analyse phénoménologique. Le thème est un regroupement des mots qui amène à mettre en évidence ce qui est abordé dans l'extrait du matériau correspondant [5].

Il capture quelque chose d'important dans les données par rapport à la question de recherche et représente un certain niveau de réponse ou de signification présumée dans l'ensemble des données [1]. La principale fonction du thème est la description.

Les codes

Les codes sont les unités d'analyse préliminaires à partir de l'identification des données pertinentes servant à nommer (en théorie ancrée). Ils sont les éléments constitutifs de l'analyse, ainsi l'exemple donné par Virginia Braun et Victoria Clarke dit que : « *Si votre analyse porte sur une maison en briques avec un toit en tuiles, vos thèmes sont les murs et le toit et vos codes sont les briques et les tuiles individuelles* ». La fonction du code est la description et la documentation.

Les catégories

Les catégories sont des unités d'analyse conceptuelle en théorie ancrée. Leur fonction c'est la théorisation. En effet, c'est un label, une étiquette conceptuelle donnée à un groupe de codes.

Mais plus généralement, la catégorie thématique est utilisée si la fonction de la catégorie est de décrire. Et la catégorie conceptuelle ou conceptualisant est utilisée si la fonction de celle-ci est la théorisation.

Les catégories d'analyse

Les catégories conceptuelles peuvent être soit définies au départ de la recherche en fonction des objectifs de la recherche ou de la théorie de cette recherche, soit sortir du contenu du corpus sous analyse [5]. Le choix de travailler par catégories (thématiques ou conceptuelles) prédéfinies ou non dépend de l'objet de la recherche et du travail théorique réalisé en amont.

Le cadre théorique prédéfini conduit à une démarche de codification de type hypothético-déductive. Les catégories sont prédéfinies ou préconstruites en fonction d'un cadre théorique.

Le cadre théorique non prédéfini conduit à une démarche de codification inductive, ainsi, les catégories qui sont créées au fur et à mesure de l'analyse sont les catégories émergentes. Et cela pour rendre compte de la subjectivité de l'expérience vécue, ce qui est la phénoménologie, ou alors pour générer une « nouvelle » théorie, ce qui est la théorie ancrée ou Grounded Theory.

Les catégories peuvent aussi provenir de deux démarches à la fois : ce qui est une démarche de codification mixte [6].

Il est essentiel de devoir découper les catégories selon une rigueur qui doit garantir l'objectivité de la phase descriptive. Les qualités techniques attendues lors du découpage sont énoncées par Mucchielli en 1984 et portent sur [7, 8] :

- L'objectivité : nécessite que les catégories soient définies de manière claire et facile à comprendre.
- L'exhaustivité : la catégorie doit réunir systématiquement toutes les unités de sens ;
- L'exclusivité : toutes les unités de sens doivent être réunies dans une seule catégorie.

- La pertinence : cette qualité exige que les catégories soient définies en rapport avec les objectifs de la recherche et le contenu à analyser.

Les lignes ci-dessous éclairent sur l'analyse de contenu.

V.2. Analyse de contenu

Définition

BERELSON (1952), son fondateur, *la définit comme « une technique de recherche pour la description objective, systématique et quantitative du contenu manifeste de la communication ». L'analyse de contenu est la méthode qui cherche à rendre compte de ce qu'ont dit les interviewés de la façon la plus objective possible et la plus fiable possible* [9, 10, 11].

L'analyse de contenu est une approche d'analyse qualitative utilisée afin d'examiner systématiquement les textes et les documents visuels [12].

« *L'analyse de contenu est un outil polyvalent utilisé dans un large éventail de disciplines universitaires* [2, 11]. »

« C'est l'une des approches les plus connues et les plus répandues pour l'analyse des données qualitatives » [13].

Parmi les objectifs de l'analyse de contenu, nous trouvons l'identification des modèles, des thèmes et des significations sous-jacentes dans les documents, les médias ou d'autres sources. [2]. Cette méthode se transforme en outils d'investigation rigoureux, permettant de quantifier la présence de certains mots, sujets et concepts clés [14, 15]. Pour les chercheurs, l'organisation et la quantification du contenu se font par des schémas de codage et de catégorisation spécifiques. Ce qui conduit à la mesure d'une variété des variables et à l'exploration de leurs relations [16].

Il existe deux types principaux d'analyse de contenu [2] :

- Analyse qualitative : cette approche met l'accent sur l'interprétation subjective du contenu, en identifiant les significations, les motifs et les thèmes de manière inductive. C'est ce qui nous intéresse.

- Analyse quantitative : elle quantifie les éléments textuels ou visuels (comme le nombre de fois qu'un mot ou un thème spécifique apparaît).

L'objectif

Par des techniques rigoureuses de codification et de catégorisation, l'objectif de l'analyse de contenu est d'identifier les concepts essentiels, la fréquence des occurrences et le changement au fil du temps [2]. Ce qui permet l'identification des récits dominants, des représentations médiatiques ou l'examen du discours sociétal.

Principes

La procédure d'analyse de contenu contient la conversion d'un discours oral en texte, puis la confection d'un outil d'analyse pour examiner la signification des propos. Par la suite, le chercheur devra utiliser l'instrument d'analyse et de décodage sur ce qui a été dit. Enfin, l'analyse établit le sens du discours [17,18]. Elle explore les relations sémantiques entre les concepts, ce qui permet de mieux comprendre les intentions et les biais dans la communication [2]. La complexité provient du rassemblement des informations ambiguës, non complètes et qui se contredisent. Il s'agit aussi de l'interprétation des similitudes et des différences entre les répondants et d'arriver à une analyse objective [18].

Quand utiliser l'analyse de contenu ?

L'analyse de contenu s'utilise quand il s'agit de faire un traitement des grandes quantités de textes et d'audios parce que cette analyse donne une méthode systématique et structurée d'analyse et d'interprétation. Il est à noter que l'analyse de contenu est utilisée pour examiner les modèles et les thèmes dans les entretiens, dans les enquêtes et dans les documents. Notons aussi que dans la recherche historique, dans les sciences politiques, dans la communication et dans bien d'autres domaines, l'analyse des données textuelles est également utilisée. [2].

Ressemblances entre l'analyse de contenu et l'analyse thématique

Ces deux approches d'analyse qualitatives visent la compréhension du contexte des données et procèdent par des analyses systématiques et structurées à travers des schémas de codage et de catégorisation claires qui permettent de découvrir les thèmes, les significations grâce à la réduction des données. Dans les deux cas, l'objectif est d'interpréter les données et de tirer des conclusions significatives [2].

Exemples :

- Pour une analyse de contenu, *l'investigateur voulant étudier le progrès de la Couverture Santé Universelle (CSU) dans un pays, va collecter les données à travers des documents tels que : les textes de lois, les articles scientifiques, les discours, les ordonnances, les rapports d'activités, les journaux, les messages sur les médias sociaux. À travers un codage et une catégorisation, il peut regrouper les catégories telles que ; les opinions des bénéficiaires positives ou négatives ; les avancées enregistrées ; les défis de faisabilité... L'investigateur va analyser et quantifier la fréquence des opinions positives et négatives, avec l'objectif d'identifier les préoccupations majeures au sujet des progrès réalisés dans la mise en place de la CSU. Les recommandations formulées permettront de recadrer les stratégies en vue de sa réalisation.*
- Pour une analyse thématique, *l'investigateur mène une étude pour comprendre les raisons de refus de vaccination des mères d'enfants zéro dose et va conduire des entretiens semi-structurés avec ces dernières. Il va lire et relire méticuleusement les transcrits, pour identifier ces raisons de refus de vacciner les enfants, à travers une codification systématique, il va trouver des thèmes récurrents tel que : La peur des Manifestations Post-Immunisation (MAPI) ; L'ignorance de la nécessité de revenir au Centre de Santé (CS) avec son enfant ; l'occupation de la mère (travaux champêtres, la survie de son*

ménage...). L'analyse thématique va ranger toutes ces raisons pour permettre de trouver les interventions potentielles permettant de réduire la fréquence des enfants zéro dose dans la communauté.

Il convient d'évoquer la phénoménologie au point suivant.

V. 3. La Phénoménologie

Le sens et la valeur de la phénoménologie

La phénoménologie consiste à appréhender la signification d'un phénomène à partir du vécu et de l'expression d'une personne sur ce phénomène, et non à partir d'un cadre théorique explicatif prédéfini.

Le thème de la phénoménologie n'est pas celui que formule la science, mais celui que le monde vit dans son expérience quotidienne. [19, 20].

La finalité de la phénoménologie

Sa finalité est de mettre à jour des aspects de l'expérience humaine qui peuvent rester autrement dans l'ombre. C'est aussi de dégager l'essence d'une expérience vécue ; mettre en évidence la structure ou la signification essentielle d'un phénomène donné.

La méthodologie de la phénoménologie

Elle utilise trois concepts importants, il s'agit :

La réduction (bracketing, épochè, réduction phénoménologique)

Ce concept est utilisé dans la phase de recueil. Il consiste à faire abstraction de toute connaissance antérieure relative au phénomène étudié. C'est-à-dire suspendre ou mettre entre parenthèses nos croyances naturelles sur l'existence du monde extérieur. D'ailleurs, Edmund HUSSERL (fondateur de la phénoménologie) a dit : « *Retourner aux choses telles qu'elles sont, telles qu'elles se présentent* » (Écoute du monde). Son approche radicale consiste à revenir aux « choses mêmes », à savoir l'expérience vécue, débarrassée des présupposés et des théories préconçues. C'est à travers ce retour que l'on peut saisir la réalité telle qu'elle se présente à la conscience [21].

La phénoménologie selon Wilhelm DILTHEY est axée sur l'herméneutique (l'interprétation de l'expérience humaine dans son contexte historique et culturel), ce dernier met l'accent sur la compréhension plutôt que sur l'explication [22]. Il est à noter que l'empathie qui doit accompagner cette écoute signifie accorder une valeur de vérité au point de vue de l'acteur pour raison qu'il s'agit de son expérience [23].

L'horizontalisation
Elle est utilisée dans l'analyse descriptive et pour faire la synthèse phénoménologique. Il s'agit de faire le relevé et de traiter les différentes informations contenues dans le discours des participants comme ayant toutes la même valeur ou le même niveau d'importance.
La recherche des « essences »
Elle est utilisée dans l'analyse interprétative des différentes expériences subjectives. On recherche les éléments invariants du phénomène étudié, communs, transversaux, encore appelés « structures » ou « essences du phénomène ». Le regroupement des données en phénoménologie se fait selon les unités de signification dont il faut rechercher la caractéristique d'invariabilité [5].
En cas de phénoménologie, l'échantillonnage est généralement petit et se situe entre 6 et 10. Plusieurs entretiens sont possibles pour un même répondant. Ensuite, on fait la co-construction du sens avec les « participants ». Il s'agit de soumettre le récit phénoménologique à un acteur ayant vécu la situation pour discussions, éventuelles corrections et possibles enrichissements faits par l'acteur.

Le guide d'entretien en cas de phénoménologie est MINIMAL ! Ce qui importe, c'est la qualité de la rencontre plus que le nombre et l'ordre des questions. C'est le chercheur qui s'adapte au rythme et aux contenus de l'entretien… Une liste de points à aborder est souvent plus utile qu'un « questionnaire ».

Le chercheur est appelé à inviter les personnes rencontrées à s'exprimer sur des expériences concrètes, vécues… plus que sur leurs représentations, sur leurs opinions, etc. Notons que la phénoménologie est en même temps une technique de collecte des données (réduction, phase de recueil) et une approche d'analyse des données (horizontalisation et recherche des essences).

Que dire de la théorisation « ancrée » ou « enracinée » ?

V. 4. La théorisation « ancrée » ou « enracinée »

Définition

La théorie ancrée de l'anglais « Grounded Theory » est une approche inductive par laquelle l'immersion dans les données empiriques sert de point de départ au développement d'une théorie sur un phénomène et par laquelle le chercheur conserve toujours le lien d'évidence avec les données du terrain [5].
C'est une approche systématique de recherche dans laquelle une nouvelle théorie est générée à partir des données collectées.

Dans la construction des théories à partir des données empiriques, les auteurs comme Barney Glaser et Anselm Strauss ont mis l'accent sur l'importance des interactions sociales. Cela rejoint la perspective interactionniste qui souligne que la réalité est construite à travers les interactions entre individus. C'est ce qu'on appelle « interactionnisme symbolique ». En effet, lorsqu'une personne pense, lorsqu'elle parle, elle ne nous dit pas uniquement des choses qui viennent d'elle. Elle nous parle aussi des relations avec son entourage. Les comportements à petite échelle qui se déploie dans le quotidien des individus leur donnent l'occasion de forger une perception d'eux-mêmes et des autres. Selon les situations sociales, les individus dans une communauté sont dans l'apprentissage des rôles qu'on attend d'eux. C'est ce qui explique la sélection dans l'échantillon des informateurs clés ou des leaders communautaires lors des interviews, car, ces derniers parlent des idées représentant leur communauté [24, 25].

La méthodologie de la théorie ancrée [25]

Cette méthodologie utilise quatre concepts importants, il s'agit de : la suspension temporaire du recours aux cadres théoriques existants ; l'interaction entre la collecte et l'analyse des données ; la méthode comparative continue et la saturation théorique.

1. La suspension temporaire du recours aux cadres théoriques existants.

C'est une posture d'ouverture à l'émergence de questionnements au sein des données plutôt qu'en référence à des cadres théoriques existants. Il n'y a pas de cadre théorique prédéfini, pas d'hypothèses à vérifier. Cette suspension est temporaire, le temps qu'émerge une théorie. IL y a nécessité de comparer (chercher différences et similitudes) entre la théorie émergente et les théories existantes… sinon, il y a risque de « réinventer la roue ». Glaser insiste sur une approche purement inductive, où les théories émergent totalement des données sans cadre théorique préconçu [26].

Comment saisir l'interaction entre la collecte et l'analyse des données ?

2. L'interaction entre la collecte et l'analyse des données
Il y a alternance entre les phases de recueil et d'analyse des données, ainsi l'analyse débute dès les premiers recueils de données et les données suivantes sont recueillies à partir des résultats provisoires. (Sources de données : entretiens, observations, mémos…) Il s'agit d'analyser les données recueillies au fur et à mesure des entretiens. Concrètement, l'analyse du premier entretien est réinjectée dans l'analyse du deuxième entretien et cela permet soit de vérifier, de confirmer ou d'infirmer les hypothèses émergentes. Il y a une continuation entre le recrutement des participants, la collecte et l'analyse des données. Cela permet au chercheur de revenir en arrière, d'affiner les questions, de développer les hypothèses et d'approfondir les pistes d'enquête émergentes. Elle permet également au chercheur de rechercher les discours ou les évènements qui vont à l'encontre des propositions ou des hypothèses émergentes et qui peuvent être utilisés pour les affiner. Il y a lieu ici de parler d'Anselm Strauss, qui dans son livre sur l'analyse qualitative pour les sociologues de 1987, propose des techniques d'analyse qualitative, enrichissant la méthode de la théorie ancrée. La théorisation ancrée en tant que

méthode d'analyse des données qualitative utilise l'échantillon théorique et le codage dans l'analyse des données.

Ainsi, l'échantillon théorique est un échantillon représentatif de situations susceptibles de favoriser le développement de la théorie en construction (confirmer ou infirmer les hypothèses émergentes). Le guide d'entretien est évolutif. Le codage consiste à mettre ensemble entre eux des mots autour d'un concept ou d'une idée. Le codage dans l'analyse des données se fait de la manière suivante : au départ, le codage se fait ligne par ligne, avec la recherche de « codes » qui soient les plus proches des données du terrain. Si possible, il faudra reprendre les termes produits par les personnes interviewées pour donner les codes appelés « codes in vivo », ou si ce sont des codes choisis par l'analyste, ils s'appellent « codes construits ».

Les différents niveaux de codage deviennent de plus en plus théoriques [25, 27, 28, 29]. On distingue :

- *Le codage initial (Initial coding) ou le codage ouvert (Open coding)* : c'est-à-dire on doit rester au plus près du contenu du texte. C'est le niveau descriptif qui se fait ligne par ligne et il fractionne les données en unités de sens (idées, thèmes).
- *Le codage focalisé (Focused coding*) : il y a sélection parmi les « codes » initiaux et on procède à l'application des codes à des extraits plus larges de texte (ex. paragraphe)
- *Le codage axial (Axial coding)* : les « codes » deviennent des catégories à valeur de conceptualisation. On procède à la recherche des propriétés des catégories (→ sous-catégories) et des liens entre les catégories.

En quoi consiste la méthode comparative continue ?

3. La méthode comparative continue

C'est une approche centrale pour l'analyse des données dans la théorie ancrée. On procède à la comparaison des données d'entretiens entre elles et progressivement, on compare les données déjà analysées aux données en cours pour identifier les similitudes et les différences. Ensuite, on fait la comparaison

des concepts émergents avec d'autres sources de données, y compris la littérature. Les catégories d'analyse sont redéfinies, précisées et enrichies jusqu'au bout du processus d'analyse. Cette méthode permet de faire émerger des catégories et des concepts théoriques en permanence, au fur et à mesure que le chercheur collecte et analyse les données [24].
Cette approche permet d'ajuster les questions de recherche et les catégories d'analyse en fonction des nouvelles informations émergentes. Elle implique une dynamique évolutive permettant aux chercheurs de revoir leurs observations et analyses à la lumière de chaque nouvelle illustration [30, 31].
Les pages qui suivent parlent de la saturation théorique.

4. La saturation théorique
Le concept de saturation théorique fait allusion au jugement par lequel le chercheur trouve que la collecte des nouvelles données n'ajouterait rien à la conceptualisation et à la théorisation du phénomène sous étude. Autrement dit, elle se produit lorsque le chercheur, au cours de l'analyse des données, n'identifie plus de nouvelles variations ou dimensions dans les concepts ou catégories qu'il étudie [24].

Cette notion est toujours relative… Elle doit être utilisée de manière rigoureuse et ne doit pas être déclarée prématurément. Parfois, c'est la considération de temps ou de budget qui priment…

Référence :

1. BRAUN, V., & CLARKE, V. (2021). *Thematic Analysis: A practical guide.* SAGE Publications.
2. ZAVERI, A. (2023). Content Analysis: *Guide, Methods & Examples*, Scribbr. https://mindthegraph.com/blog/fr/analyse-du-contenu-analyse-thematique.
3. PAILLE, P., & MUCCHIELLI, A. (2016). *L'analyse qualitative en sciences humaines et sociales.* Armand Colin. https://shs.cairn.info/l-analyse-qualitative-en-sciences-humaines--9782200624019-page-269?lang=fr
4. https://www.degruyter.com/document/doi/10.1515/9782760526365-012/pdf?licenseType=restricted

5. https://www.scribd.com/presentation/763599753/Differentes-APPROCHES-d-analyse-QUALITATIVE- 2017
6. MILES, M. B., & HUBERMAN, A. M. (1985). *Qualitative data analysis: A sourcebook of new methods.* Sage Publications.
7. MUCCHIELLI, R. (1984). *L'analyse de contenu : des documents et communications.* Paris : ESF
8. https://journals.openedition.org/ripes/961?lang=en#toct o2n6
9. BERELSON, B. (1952, *Content analysis in communication research. Glencoe*: Free Press
10. Lionel DANY, *Analyse qualitative du contenu des représentations sociales. Les représentations sociales*, 2016. ffhal-01648424f. https://amu.hal.science/hal-01648424/document
11. https://www.academia.edu/33709415/Methodes_danalyse_et_dinterpretation_des_etude)s_qualitatives_E
12. https://prezi.com/p/qzfipaatydpd/methodes-*danalyse-et-dinterpretation-des-etudes-qualitatives*
13. KRIPPENDORFF K. (2003), Content analysis: an introduction to its methodology, 2nd Edition, Sage Publications, Thousand Oaks, CA
14. MERTON, G., LEVINE, R., KOOCHER, G. et al. (1998), "Community consultation in socially sensitive research: lesssons from clinical trialsfor treatment for AIDS" *American Psychologist* 43 (7) : 573-581.
15. SZYBILLO, G.J. and BERGER, R (1979) "What adversing agencies think of focus groups ?," *Journal of adventising research 19 (3) : 29-33*
16. *https://mindthegraph.com/blog/fr/analyse*-du-contenu-analyse-thematique
17. BARDIN, L. (1977). *L'analyse de contenu.* Presses Universitaires de France.
18. https://www.memoireonline.com/01/12/5038/m_*Essai-de-mise-en-place-dun-systeme-de-contrle-interne-dans-une-entreprise*

Meyor, Catherine. (2007). *Le sens et la valeur de l'approche phénoménologique.* https://www.erudit.org

19. http://www.recherche-qualitative.qc.ca/documents/files/revue/hors_serie/hors_serie_v4/meyor.pdf.
20. Husserl, Edmund. (1931). *Cartesian Meditations: An Introduction to Phenomenology* (D. Cairns, Trans.). Martinus Nijhoff. (Original work published in 1929
21. Dilthey, Wilhelm. (1985). *Poetry and Experience: Selected Works, Volume V* (R. A. Makkreel & F. Rodi, Eds.). Princeton University Press. (Original work published in German)
22. Rogers, C. (1951). *Client-Centered Therapy: Its Current Practice, Implications, and Theory*. Houghton Mifflin.
23. Glaser, B.G., C. Strauss, A.L. (1967). The Discovery of Grounded Theory. Strategies for Qualitative Research, Chicago, Aldine.
24. Guillemette, F. (2006). L'analyse par théorisation ancrée : ses fondements qualitatifs. *Recherches Qualitatives, 26*(1), 32-50.
25. Glaser, B. G. (1998). *Doing Grounded Theory: Issues and Discussions.* Sociology Press.
26. Strauss, A. (1987). *Qualitative Analysis for Social Scientists.* Cambridge University Press.
27. Strauss, A., & Corbin, J. (2008). *Basics of Qualitative Research: Techniques and Procedures for Developing Grounded Theory* (3rd ed.). Sage Publications.
28. Aujoulat, I. (2016). Chapitre 11. De l'analyse descriptive à la théorisation, apports de la phénoménologie et de l'analyse par théorisation ancrée à la compréhension du processus d'empowerment des patients. Dans Kivits, J., Balard, F., Fournier, C. et Winance, M. (dir.), Les recherches qualitatives en santé. (p. 199 -211). Armand Colin. https://doi.org/10.3917/arco.kivit.2016.01.0199.
29. Baszanger, I. (1992). *La démarche comparative continue dans les méthodes qualitatives.*
30. Paillé, P. (1996). *L'analyse par comparaison constante dans les recherches qualitatives.*

Comment présenter les résultats de la recherche qualitative ?

Chapitre 6
Présentation des résultats en recherche qualitative

La présentation des résultats ou des faits analysés vise à montrer leurs liens avec le problème de recherche étudié. Elle commence toujours par la description de l'échantillon qui va présenter en premier lieu un tableau des caractéristiques sociodémographiques des répondants ayant participé à la recherche. Elle se poursuit par la description, qui est le premier niveau d'analyse et qui doit déboucher sur l'élaboration de catégories susceptibles de produire du sens pour la situation sous étude. En recherche qualitative, le chercheur est appelé à mettre en évidence le sens général des données, c'est-à-dire identifier les unités de signification, développer leur contenu et de synthétiser l'ensemble des unités significatives [1]. Selon le type de question de recherche, la présentation va se poursuivre par l'exposé des facteurs influençant le phénomène sous étude. Sont traités ici le rapportage des résultats,

Le rapportage des résultats

Le rapportage des résultats se fait par objectif spécifique ou des questions de recherche [2,3]. Ensuite, on donne un sommaire des thèmes de recherche [4]. (Le nombre total des thèmes ne devrait pas dépasser 8). On poursuit par la synthèse du contenu de chaque thème en le décrivant. Pour chaque thème de recherche, vous décrivez les résultats remarquables par rapport aux objectifs de recherche. Ensuite, utilisez les citations les plus parlantes afin d'illustrer les résultats surtout les plus distingués pour les enrichir et aussi donner du poids à l'argumentation en montrant comment les résultats reflètent réellement les expériences des répondants. Il faut procéder à la sélection des citations pour soutenir la présentation des résultats [4, 5].

Il est important d'identifier la signification et le contenu de chaque unité, mais aussi la synthèse de l'ensemble des unités. Catherine MARSHALL et Gretchen ROSSMAN pensent qu'il est essentiel de mettre en avant les thèmes émergents. Elles considèrent que, dans la recherche qualitative, les résultats peuvent parfois s'écarter des objectifs prévus, et ces nouvelles découvertes doivent être intégrées au rapportage de manière transparente. L'étape qui suit est celle d'interpréter les données qualitatives en fournissant des explications possibles et plausibles aux observations [4]. Rédigez la conclusion puis formulez les recommandations par niveau des parties prenantes concernées par la recherche.

Dans la droite ligne des principes fondamentaux des projets de recherche, visez à diffuser les résultats avec attention et sensibilité. Il est important de garder en esprit que certains résultats d'études sont très sensibles pour les personnes et les communautés. Car la question est celle de savoir : quelle est la manière la plus approprié pour diffuser les résultats ? [6]. Plusieurs auteurs parlant de la présentation des résultats insistent beaucoup sur la confidentialité qui doit entourer cette présentation (protection des identités des participants) [4,5].

En pratique, les différentes étapes de présentation des résultats sont les suivantes : nommer les catégories, sélectionner les verbatim les plus pertinents, les plus éclairants pour illustrer chaque sous-catégorie, savoir que faire des autres verbatim, ne pas paraphraser les propos des participants

L'étape 1 : nommer les catégories

Il faut qu'elles soient assez englobantes et qui prennent bien en compte les propos des participants. Idéalement, ce titre a un lien avec la problématique et doit en documenter un aspect.

Il est important de sélectionner les verbatim les plus pertinents, les plus éclairants pour illustrer chaque sous-catégorie.

L'étape 2 : sélectionner les verbatim les plus pertinents, les plus éclairants pour illustrer chaque sous-catégorie.
Ça peut être les verbatim d'un, de deux ou de trois… voire de cinq participants par catégorie [3]. Parfois, même les propos d'un seul participant vont tellement s'étendre sur une idée, que vous n'aurez pas besoin de reprendre ou de multiplier les propos des autres. Par contre, si d'autres participants ont les mêmes points de vue que lui, vous pouvez le préciser dans la phrase suivante : « *d'autres participants partagent ce point de vue notamment P1, P4, qui estiment que...* » Le verbatim que vous sélectionner doit apparaitre dans le corps du texte et pensez bien à le mettre entre guillemet et en italique et en mentionner les références autorisées du participant (Nomination anonyme).

Exemple :

Contexte : une étude avait été conduite pour comprendre les raisons profondes de la faible fréquentation des femmes à une formation organisée en internat. Nous montrons ici un seul thème et ses catégories à titre d'exemple pour illustrer comment présenter les résultats en recherche qualitative.

Thème : préoccupations sur le fait d'habiter loin de sa famille.

Accès à l'eau et à la nourriture
La majorité des femmes ayant pris part à l'étude avaient exprimé des préoccupations concernant l'organisation de l'internat tout au long de leur formation. Elles estimaient que les problèmes d'accès à l'eau potable sur le site ainsi que les difficultés liées à la restauration constituaient des obstacles à leur participation à la formation.

> *« Mon inquiétude était seulement par rapport à l'eau. Parce que moi aussi, quand j'étudiais, j'étais logé ici. Je sais qu'il y a un problème d'eau, surtout à la saison sèche, on faisait quelques fois une semaine sans eau. » Participant X*

« Tout d'abord, ce qui me préoccupait le plus était le régime alimentaire. Je me demandais ce que nous allions manger sur place. En réalité, ma principale inquiétude concernait les repas et la nourriture. ». Participant Y

Réponse aux exigences conjugales et de la famille

Néanmoins, d'autres femmes avaient comme préoccupation majeure celle de répondre aux exigences conjugales et de famille.

« Il y avait quelques contraintes à la maison, mon mari tenant à ce que le samedi et le dimanche soient respectés, y compris pour les enfants. Ainsi, lorsqu'en arrivant le vendredi, j'apprenais que le cours aura lieu le samedi, cela me perturbait parfois. » Participante E

Risque de perdre l'emploi

Les hommes ayant participé à l'étude craignaient que l'éloignement de leur environnement ne mette en péril leur emploi, révélant ainsi une inquiétude liée à la distance avec leur famille.

« Moi, ma crainte était beaucoup plus en rapport avec ma fonction ou bien le service, parce qu'on a l'expérience vécue très souvent quand quelqu'un vient en formation : dès son départ on le remplace, c'est ce qui me faisait craindre. » Participant L

« Je réfléchissais déjà par rapport à ça. Il faut déjà monter un scénario comment laisser un peu la famille en équilibre. » Participant J

Que retenir des autres verbatim ?

L'étape 3 : que faire des autres verbatim ?

Vous les garderez pour permettre aux lecteurs d'avoir une idée claire des points de vue de chaque intervenant en les mettant en annexe à partir de leur catégorie.

Attention à ne pas reprendre à l'identique les propos des participants.

L'étape 4 : ne pas paraphraser les propos des participants
Mais plutôt être dans un niveau d'explication et d'argumentation. Exemple : « *Certains participants estiment...* » *Ce qui montre que... À l'inverse, d'autres participants pensent plutôt... ce qui fait supposer...* Vous pouvez émettre des suppositions, bien évidemment. Et donc, une fois que vous avez expliqué les propos de vos participants et que vous avez terminé, il est nécessaire de faire relire le texte par d'autres personnes.

La présentation des résultats de recherche comprend une partie centrale où figure le compte rendu des résultats. Elle consiste, après la phase empirique (terrain), à transformer les données analysées en résultats par le billet de l'écriture scientifique [7].

Pierre PAILLE et MUCCHIELLI proposent que la présentation des résultats ne se limite pas qu'à la présentation des données, mais plutôt à un travail d'interprétation et de reformulation qui est central [8]. La langue joue un rôle essentiel dans la présentation des résultats. L'écriture doit rendre intelligible, compréhensible et clair les résultats obtenus. Ce que Richard DESJARDINS explicite en disant que l'écriture est un processus de construction de sens [9]. Il y a un travail de reformulation, d'explication et d'explicitation des données et surtout un niveau interprétatif qui s'adresse à la communauté scientifique qui doit être capable de vous comprendre, de vous lire et surtout de vous citer.

Référence :

1. Ministère de la santé Publique du Burkina-Faso, Ecole nationale de santé publique : Atelier d'élaboration du module d'enseignement de la méthodologie de la recherche, janvier 2008. https://fr.scribd.com/document/625092158/COURS-DE-METHODOLOGIE

2. PATTON, Michael. Q. (2015). *Qualitative research & evaluation methods: Integrating theory and practice* (4th ed.). SAGE Publications.
3. YIN, ROBERT. K. (2018). *Case study research and applications: Design and methods* (6th ed.).
4. MARSHALL, C., & ROSSMAN, G. B. (2016). *Designing qualitative research* (6th ed.). SAGE Publications.
5. CRESWELL, John. W. (2014). *Research design: Qualitative, quantitative, and mixed methods approaches* (4th ed.). SAGE Publications.
6. https://www.docsity.com/fr/analyse-de-donnees-qualitatives/7652818
7. KAUFMANN, J.-C. (1996). *L'entretien compréhensif.* Armand Colin.
8. PAILLE, P., & MUCCHIELLI, A. (2016), *L'analyse qualitative en sciences humaines et sociales*, Armand Colin.
9. DESJARDINS, R. (2004). *Méthodes de recherche qualitatives*. Presses de l'Université de Québec.

Conclusion générale

Cet ouvrage sur l'essentiel de la recherche qualitative s'est proposé de rassembler les définitions de cette recherche, accompagnées de ses principales caractéristiques, ainsi que de son utilité en santé publique et dans d'autres domaines corollaires. L'introduction se continue par l'explicitation de la définition de la recherche qualitative, en insistant sur sa finalité qui est de comprendre les phénomènes sociaux et leurs significations. Partant des types de questions de recherche présentés par Miles et Huberman en 2003, il a été combiné avec celle de Adi Bhat de 2024 pour compléter les types de questionnement. Une proposition en sept étapes a été avancée dans cet ouvrage pour arriver à mener à bien une recherche qualitative se basant sur les modèles de Van Royen de 2007 et de Gaspard Claude de 2019.

Il s'est investi également à donner une démarche à suivre pour mener une recherche par l'approche qualitative. L'ouvrage s'est continué par les types d'étude en recherche qualitative allant de l'étude de cas en passant par l'ethnographie et se poursuivant par la théorie ancrée, la recherche narrative et la phénoménologie. Le tableau traduit de J. W. Creswell révisé donne les cinq types d'étude ci-dessus avec certaines de leurs caractéristiques.

L'ouvrage n'a pas oublié un certain nombre de stratégies pour accroitre la validité de la recherche qualitative. Il s'agissait de rappeler au chercheur son attachement permanent à la vision de la recherche, à l'importance de la discussion des outils avec d'autres chercheurs et enfin de trianguler dans la collecte, dans la méthodologie et dans l'analyse de données.

Après cette large introduction, les techniques pour collecter les données qualitatives ont été détaillées, partant de l'entretien, en passant par le focus group, l'observation et se terminant par la revue documentaire. Cette partie sur les techniques de collecte a détaillé aussi les biais possibles pouvant survenir dans cette méthodologie de recherche ainsi que les conseils pratiques pour les éviter ou du moins les atténuer. Une insistance sur les avantages et les désavantages des différents types de techniques de collecte a été avancée.

Une préoccupation cruciale a été rencontrée en détaillant la procédure pour échantillonner en recherche qualitative. Les théories guidant le traitement, les analyses et l'interprétation objective des données qualitatives ont été détaillées. Il s'agit entre autres de principes d'analyse, de traitement des données, des options pour analyser les données qualitatives et des étapes d'analyse de données. Après ces étapes, les différentes approches pour analyser les données qualitatives, dont l'analyse thématique, l'analyse de contenu, la phénoménologie et la théorie ancrée ont été détaillées.

Pour clore ce livre, l'auteure a terminé par la présentation ou le rapportage des résultats. Mais il n'a pas pu s'étendre sur les outils de collecte des données qualitatives, et aussi sur l'art de mener un entretien. En conclusion, il s'avère être un livre de cheveux pour les acteurs de toutes les disciplines utilisant la recherche qualitative.

Table des matières

Remerciements 7

Préface 9

Introduction générale..11

Chapitre préliminaire : Généralités...15

1. Les caractéristiques et les définitions de la recherche qualitative 15

11. Caractéristiques 15

12. Définitions de la recherche qualitative 18

2.Les types de questions de recherche en recherche qualitative [3] 19

3. L'utilité ou l'intérêt de la recherche qualitative en santé publique et autres domaines des sciences humaines................20

4.Les principes de la recherche qualitative..............................22

5. La procédure pour mener une recherche qualitative............25

6. Les types d'études en recherche qualitative 27

6.1.Étude de Cas 28

6.2. Recherche narrative 28

63.Phénoménologie 29

64.Théorie ancrée 29

65.Ethnographie..30

Conclusion : La rigueur en recherche qualitative.....................35

Chapitre 2._La collecte des données qualitatives......................43

II.1. Principes de collecte des données qualitatives..................43
II.2. Techniques de collecte des données qualitatives..............43
II.2.1. L'entretien..44
II.2.2. Le focus group ou discussion de groupe focalisé 51
II.2.3. L'observation..57
I.2.4. La revue documentaire...59
Conclusion : Biais en recherche qualitative 60
II.4. Références...62
Chapitre 3. L'échantillonnage en recherche qualitative 65
III.1. Définition générale..65
III.2. Principes de l'échantillonnage...66
III.3. Différence entre l'échantillon théorique et l'échantillon statistique...67
III.4. Différents types d'échantillonnage en RQ.......................68
III.4.1. Echantillonnage par cas unique....................................68
III.4.2. Echantillonnage par cas multiples.................................68
III.4.3. Autres échantillonnages...69
III.5. Références 69
Chapitre 4. Analyse des données en recherche qualitative.......71
IV.1. Rappel du glossaire des concepts en recherche qualitative 71
IV.2. Définitions de l'analyse des données qualitatives...........75
IV.3. Les principes d'analyse des données qualitatives 76
IV.4. Traitement des données qualitatives..............................76
IV. 4.1. Analyse empirique ou sémantique 77
III.4.2. Traitement des données par logiciel informatique........78
IV.5. Les options pour l'analyse des données qualitatives.......79

IV/5.1. Option d'analyse N°1 : Réarrangement des données qualitatives en différentes catégories 81

IV. 5.2. Option d'analyse N°2 : Réduction des données 85

IV.6. Les différentes étapes de l'analyse des données qualitatives 91

Références 102

Chapitre 5. Les différentes approches d'analyse des données qualitatives 105

V.1. Analyse thématique 105

V.2. Analyse de contenu 109

V. 3. La Phénoménologie 112

V. 4. La théorisation « ancrée » ou « enracinée » 114

Chapitre 6. Présentation des résultats en recherche qualitative 121

Référence : 125

Conclusion générale 127

Table des matières 129

Structures éditoriales du groupe L'Harmattan

L'Harmattan Italie
Via degli Artisti, 15
10124 Torino
harmattan.italia@gmail.com

L'Harmattan Hongrie
Kossuth l. u. 14-16.
1053 Budapest
harmattan@harmattan.hu

L'Harmattan Sénégal
10 VDN SICAP AMITIE 3
BP 45034 Dakar-Fann
direction@senharmattan.com

L'Harmattan Cameroun
Tsinga/Derrière polyclinique FECAFOOT
BP 11486 Yaoundé
Jacques.koukam@harmattan.fr

L'Harmattan Burkina Faso
Villa 281, secteur 23 623, rue 14.32
Ouagadougou
zagbie@outlook.fr

L'Harmattan Guinée
Almamya, rue KA 028 OKB Agency
BP 3470 Conakry
harmattanguinee@yahoo.fr

L'Harmattan RDC
185, avenue Nyangwe
Commune de Lingwala – Kinshasa
matangilamusadila@yahoo.fr

L'Harmattan Congo
219, avenue Nelson Mandela
BP 2874 Brazzaville
deunovmikhael@gmail.com

L'Harmattan Mali
Immeuble Mgr Jean Marie Cissé
Aci Hamadallaye
BP 145 Bamako
syllaka@yahoo.fr

L'Harmattan Togo
Djidjole – Maison Amela
face EPP BATOME
02 BP 20680 Lomé
didieramela11@gmail.com

L'Harmattan Côte d'Ivoire
Résidence Karl – Cité des Arts
Abidjan-Cocody
03 BP 1588 Abidjan
harmattan.ivoire@gmail.com

L'Harmattan Bénin
Rue 604, (Immeuble à l'entrée
de la rue UCAO- Cite de Saint-Jean)
Cotonou
stepcorpus@gmail.com

Nos librairies en France

Librairie internationale
16, rue des Écoles
75005 Paris
librairie.internationale@harmattan.fr
01 40 46 79 11
www.librairieharmattan.com

Librairie des savoirs
21, rue des Écoles
75005 Paris
librairie.sh@harmattan.fr
01 46 34 13 71
www.librairieharmattansh.com

www.ingramcontent.com/pod-product-compliance
Lightning Source LLC
LaVergne TN
LVHW051355061026
849535LV00009B/3197
* 9 7 8 2 3 3 6 5 4 2 1 6 4 *